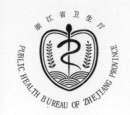

浙江省医疗机构管理与诊疗技术规范丛书

细胞病理学 工作规范及指南

主　编　倪型灏　孙文勇

副主编　徐海苗　马时荣

主　审　余心如

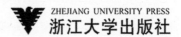
ZHEJIANG UNIVERSITY PRESS
浙江大学出版社

图书在版编目（CIP）数据

细胞病理学工作规范及指南 / 倪型灏,孙文勇主编.
杭州：浙江大学出版社，2009.12（2016.9 重印）
　ISBN 978-7-308-07187-1

　Ⅰ.细… Ⅱ.①倪…②孙… Ⅲ.细胞学:病理学－规范
Ⅳ.R361-65

中国版本图书馆 CIP 数据核字（2009）第 203252 号

细胞病理学工作规范及指南

倪型灏　孙文勇　主编

责任编辑	徐素君	
封面设计	刘依群	
出版发行	浙江大学出版社	
	（杭州天目山路 148 号　邮政编码 310028）	
	（网址:http://www.zjupress.com）	
排　　版	杭州中大图文设计有限公司	
印　　刷	杭州杭新印务有限公司	
开　　本	889mm×1194mm　1/16	
印　　张	10.75	
插　　页	16	
字　　数	310 千	
版 印 次	2009 年 12 月第 1 版　2016 年 9 月第 2 次印刷	
书　　号	ISBN 978-7-308-07187-1	
定　　价	50.00 元	

序

　　病理科是医院疾病诊断的重要科室,病理质量是医疗质量的重要组成部分,直接关系到医疗服务的安全,并在一定程度上代表着医院的整体服务能力和水平。在疾病的诊疗过程中,病理诊断通常被认为是临床的最后诊断,它为外科手术方案的制定、内科治疗方案的确立提供了不可替代的科学依据。一份正确的病理诊断报告常常被老百姓视为一份医学的"判决书",由此可见病理诊断质量的重要性。在西方国家,病理医生也常被称之"医生的医生"。

　　当前,医学科学技术迅猛发展,新理论、新技术、新方法不断地在临床实践中得到广泛推广和应用。随着社会经济的发展、人口老龄化和疾病谱的变化等多重因素,使医学模式发生了新的转变,也带动了临床诊疗方式和医务人员执业行为的重大变革。与医疗服务相关的法律法规体系的不断完善,对进一步规范医疗执业行为和强化医疗质量管理提出了新的更高的要求。十多年来,浙江省临床病理质控中心致力于病理质量的控制和管理工作,通过全省广大病理工作者的辛勤工作,其病理质控的经验和成绩得到了国内同行专家的高度认可。为了进一步实施病理诊断的科学化、规范化和标准化管理,不断提升病理诊断服务质量,更好地为人民的健康服务,省临床病理质控中心依据卫生部《病理科建设与管理指南(试行)》和《浙江省医疗质量持续改进方案》的相关要求,结合浙江省病理工作实际,组织专家编写了《细胞病理学工作规范及指南》一书,这是继浙江省《病理诊断与技术规范》后的又一本临床病理质量控制的指导用书,它无疑是适合病理学科发展和病理管理需求的。

　　《细胞病理学工作规范及指南》的出版,为医院病理科的细胞病理学工作提供了质量管理和评价的统一标准,使质控工作有章可循。希望广大病理工作者要严格执行细胞病理学工作规范及质量考核标准,把"以病人为中心,以提高医疗服务质量为核心"的思想贯彻到病理工作的各个环节,满腔热情地为患者提供优质服务,并在实践中不断加以完善,使我省的病理工作更上一个台阶。在此,也向为本书出版付出大量心血与劳动的省病理质控中心的专家们表示崇高的敬意和诚挚的感谢!

浙江省卫生厅

2009 年 11 月

前　言

　　细胞病理学诊断是医院临床病理学诊断的重要组成部分,因其具有快速、简便、准确和可重复性之特点,临床需求和应用范围正在日益扩大。注重细胞病理学工作的质量控制和质量保证、规范管理,已成为细胞病理学工作健康、稳步发展之必需。ISO 15189《医学实验室质量和能力认可准则》(简称《准则》)的出台,为医学实验室的质量控制、质量管理和客观评价提供了一个全球性的共同基础,也为更好地规范细胞病理学工作提供了借鉴。浙江省临床病理质控中心为进一步加强对全省各级医院病理科的质量管理,提高细胞病理学的诊断和技术水平,遵照国家有关法律、法规,依据《浙江省医疗机构管理与诊疗技术规范丛书·病理诊断与技术规范》的基本要求,参考《准则》的基本要素,探索制订了《浙江省医疗机构管理与诊疗技术规范丛书·细胞病理学工作规范及指南》(简称《规范》),供全省开展临床细胞病理学工作的医疗机构遵循试行。

　　新制订的《规范》既考虑到浙江省的现状,也兼顾形势发展的需要,内容涵盖细胞病理学工作规范和操作指南两个部分。整个编著工作力争做到立论正确、资料可靠、结构合理,从而更好体现二化(标准化、规范化),二性(科学性、可操作性)和二特点(结合浙江实际、具有浙江特色)。《规范》的编写始终得到浙江省卫生厅医政处领导的高度重视和支持,并最终给予审定;全体编写人员群策群力,密切配合,以科学、严谨、认真负责的工作态度使编写任务得以及时圆满完成;省市临床病理质控中心主任、顾问、委员和部分基层医院相关专业人员也给予了大力支持,分别从不同层面对《规范》内容进行了认真讨论,提出了许多宝贵意见和建议,从而使该《规范》更具有权威性、先进性、代表性和可操作性。在此,我谨代表省临床病理质控中心对各位领导、专家的辛勤付出表示衷心的感谢和崇高的敬意。当然,由于编写工作时间仓促,缺乏借鉴,《规范》难免存在不足之处,某些标准是否切实可行,也尚有待实践检验。在此恳请各级卫生行政管理部门和病理专业人员在实践过程中对存在问题给予反馈,提出宝贵意见,以便及时修正,使《规范》日臻完善。

浙江省临床病理质控中心主任

2009 年 11 月

目　　录

第一章

细胞病理学工作规范概述

第一节　细胞病理学的临床应用

一、细胞病理学检查的概述和任务

细胞病理学检查是细胞病理学诊断医师运用病理学相关知识、技术和个人专业实践经验,通过观察细胞形态及细胞间结构变化,并密切结合临床资料,进行综合分析研究并作出疾病诊断的一门学科,又称诊断细胞病理学,属于诊断病理学范畴。根据细胞标本来源的不同大致可分为脱落细胞病理学和细针吸取细胞病理学两大类。

脱落细胞病理学是利用生理或病理情况下自然脱落或刮、刷取等方法取得的细胞标本作为观察对象进行诊断。如对痰、胸腹水、胃液、尿液、纤支镜毛刷、宫颈涂片等的检查。

细针吸取细胞病理学是利用细针穿刺,吸取病变部位的细胞标本作为观察对象进行诊断。如对淋巴结、甲状腺、乳腺肿块穿刺以及经皮深部脏器病灶穿刺等标本的检查。

二、细胞病理学检查的应用

1. 防癌普查中筛查识别早期癌及癌前病变。

2. 对占位性病变(炎症或肿瘤)的性质进行诊断或提供线索。

3. 用于妇科检测激素水平,指导内分泌治疗。

4. 癌瘤治疗疗效判断及治疗后的随访观察。

5. 作为癌前病变营养干预试验或药物阻断治疗的监测指标之一。

6. 对穿刺细胞作细胞培养,以供药物敏感试验等。

7. 细胞病理学亦可用于 PCR、原位 PCR、ICM、免疫组化标记等分子病理学检测。

三、细胞病理学检查的应用价值

细胞病理学采用的是无创伤性取材或微创性取材,取材途径简便快速,如刮、涂、印、刷、抹、摩擦、离心集中和细针吸取等,对病人损伤极小,应用研究范围广泛,全身各系统、器官几乎都能应用细胞病理学检查方法,具有较高的诊断敏感性和特异性,且易于推广应用。对难以获取组织病理诊断的病例,细胞病理学检查可部分满足形态学诊断目的,亦可代替部分冷冻切片检查。

四、细胞病理学检查的局限性

细胞病理学检查和其他诊断手段一样,也存在一定的局限性和缺陷,其中与样本取材的满意度、检验程序的技术质量、诊断者的经验水平密切相关。主要表现为标本取材的浅表局限;深部病变获取样本的困难;各种原因导致的涂片染色不佳,有效细胞数量过少,细胞样本缺乏组织学结构,某些交界性病变难以判定;诊断医师专业水平的差异等,均不可避免地导致一定比例的假阳性、假阴性。因此该项技术在一定程度上尚不能完全与组织病理学诊断同等对待,所以要求细胞病理学医师在工作中应以形态学为基础,注重整体观念,密切结合临床、影像学、实验室检测等变化,通过综合分析方能做出正确诊断,以减少错漏诊的发生,提高确诊率。

第二节　细胞病理学检查工作的服务与承诺

1. 细胞病理学检查工作应严格遵循国家相关法律法规及本规范的要求,不断完善并切实履行质量方针、目标、制度和程序,做好检验技术服务工作,避免和减少报告的差错,满足客户需要,提供优质服务。全体工作人员必须努力学习,不断提高自身素质与技术水平,掌握国内外先进的检验技术,加强工作安排的科学性,确保诊断结果的准确性,报告和服务的及时性。

2. 细胞病理学检查的服务应满足患者及相关临床人员之需求。认真完成受理申请,患者准备,患者识别,标本采集、运送、保存、处理,检验和结果的确认、签发、解释及提出建议等一系列的工作程序。

3. 伦理学要求

(1)细胞病理学室的工作人员要受到与其特定职业相关的伦理规范的约束,确保将患者的利益放在首要的位置,应公平地、毫无歧视地对待每个患者。

(2)细胞病理学室应收集充分的信息,及时正确地了解病史、识别患者,从而使申请的检验项目得以实施;但不得收集无关的个人信息。患者应清楚被收集的信息及其用途。

(3)对患者采取的任何操作都应通知患者并获得患者的同意,而且需作详细的解释,某些检查及情况须签署知情同意书。

(4)对患者的检验结果应严格保密,充分保护患者的隐私,未经授权不得公开。通常向提出申请的部门医师报告结果,患者可以通过申请医师获取。经患者同意或按照法律规定也可向其他部门报告。

(5)病理科(细胞病理学室)应确保患者的相关资料完整、安全,存放方式得当,防止丢失、未授权接触、篡改或其他形式的误用。

4. 细胞病理学检查工作的承诺

(1)行为公正。任何情况下,不被各种利益所驱动,客观公正、独立诚实地开展检验工作。

(2)方法科学。遵守国家有关法律、法规,检测符合标准规范。

（3）诊断正确。认真执行细胞病理学工作程序,对检验工作进行全过程质量控制,确保诊断的准确性和可靠性。

（4）办事高效。在规定的工作日内出具细胞病理学诊断报告。

第三节 细胞病理学工作流程及管理

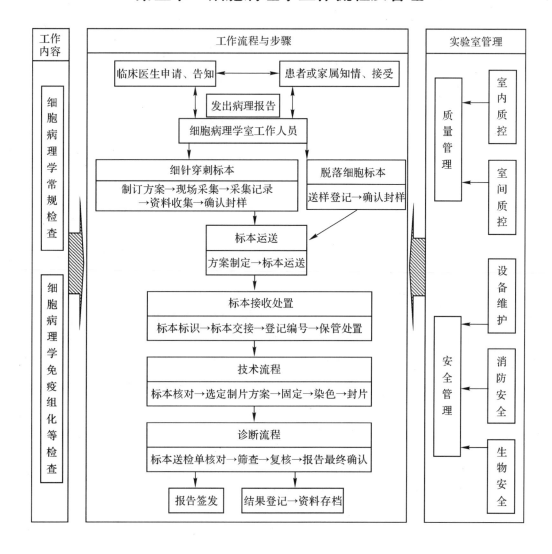

第二章

细胞病理学室设置的基本条件

第一节 组织机构设置及工作职责

一、组织机构设置

1. 根据区域规划要求和医疗资源的合理分配原则,三级各类医院及二级综合、肿瘤、儿童、妇产科专科医院以及独立医学实验室等相关医疗机构,具备条件者可设立细胞病理学室。

2. 细胞病理学室应隶属于医疗机构的病理科,统一管理,资源共享。

3. 细胞病理学室应建立和完善与临床细胞病理学工作相适应的软、硬件配置,包括人员配备、岗位设置、用房及设备等,以满足从标本接收、诊断报告签发直至档案管理、质量控制保障等全程需求。

4. 医疗机构细胞病理学室应建立健全的室内质控质量管理体系,注重持续改进。自觉接受本部门(病理科)和上级医疗行政管理机构的监督管理,确保临床细胞病理学工作安全、准确、及时、有效进行。

5. 尚未具备条件或未设立细胞病理学室的医疗机构,其细胞病理学诊断任务应由邻近具备相应资质的二级以上医院或独立医学实验室的病理科医师承担完成,但应按医疗管理条律规定签订协作条约,确保送检资料安全,诊断正确、及时。

二、工作职责

细胞病理学室必须建立和实施人力资源管理程序,明确各级各类人员的岗位职责和权限,严格专业人员准入制度,从而使各项工作开展有序。

(一)细胞病理学室负责人(科主任)职责

1. 细胞病理学室负责人原则上应由本学科带头人承担,负责人应在病理科主任领导下,负责细胞病理学室的医疗、教学、科研及行政管理工作,完成好本科各项工作任务。

2. 负责质量管理体系的设计、实施及改进工作。

3. 督促本科人员认真执行各项规章制度和技术操作规程,严防差错事故,保证诊断结果准确。

4. 参加室内疑难病例讨论及诊断。

5. 参加会诊和临床病理讨论会,经常与临床科室取得联系,及时沟通,以便改进工作。

6. 督促科内人员做好病理资料登记、统计和保管工作。

7. 负责组织本科人员的业务训练和技术考核,培养和提高本科人员的技术水平;对本科人员提出升、调、奖、惩的具体意见。

8. 学习、了解国内外先进经验,开展科学研究和技术革新工作。

(二)细胞病理学医师职责

1. 主任医师

(1)在科主任领导下,负责指导本部门的医疗、教学及科研工作。

(2)承担院内、外疑难病例的诊断及会诊,指导及参与细针吸取采样工作;审核下级医师的重要诊断报告,主持并指导科室的学术活动,组织临床病理讨论会。

(3)学习、掌握国内外医学先进经验和技术,指导并主持开展科学研究和技术革新工作,参与本科人员的技术考核工作。

(4)培训基地的主任医师需承担对进修医师的教学任务。

(副主任医师按分工履行主任医师岗位职责的相应部分)

2. 主治医师

(1)在科主任及上级医师的指导下,承担常规细针吸取采样及常规细胞病理学诊断,承担部分复检工作并签发报告书。

(2)积极参加本科室的科研活动,学习和运用国内外的先进经验,在实际工作中开展新技术、新项目。

(3)协助上级医师做好低年资医师、进修生等的辅导及教学管理工作。

3. 住院医师

(1)在科主任及上级医师的指导下,承担常规细针吸取采样及常规细胞病理学的初检和诊断工作,独立签发诊断报告书,发现疑难问题及时请示上级医师。

(2)承担科室有关预约、登记、联系及准备临床病理讨论会等事务性工作,参加临床病理讨论会,并做好讨论记录。

(3)培训基地的住院医师应参加进修医师的专题讲座学习,高年资住院医师可酌情担任一定的科研和教学任务。

(4)根据有关规定参加临床有关科室的轮转学习。新上岗住院医师应先参加技术室工作,熟悉技术室常规、组织化学及免疫组织化学等技术工作。

(三)细胞病理学诊断筛查员职责

1. 在细胞病理学医师指导下,主要承担大规模普查及体检细胞病理学诊断初筛工作。

2. 参与部分细胞病理学标本的制作和制片质量的初步评估。

3. 参与专业技术员和进修人员的部分辅导任务。

4. 承担科室有关的预约、登记、联系,资料积累和常规工作任务,准备临床病理讨论会等业务性工作,参加临床病理讨论会。

（四）细胞病理学技术员职责

1. 主任技师

（1）负责制订细胞病理学技术室的建设及发展规划。

（2）负责病理新技术的开发及应用。

（3）精通各项技术室工作并指导各项技术工作，解决各种疑难技术问题。

（4）组织技术室人员学习，提高业务能力。

（5）负责制订进修技术人员的培训计划，具体落实安排及指导工作。

（6）组织技术室开展科研工作及参加科内外科研工作。

（7）在科主任领导下负责仪器、设备、试剂等的选购工作。

（副主任技师按分工履行主任技师岗位职责的相应部分）

2. 主管技师

（1）独立承担合格的常规细胞病理学涂片制作。

（2）独立承担组织化学染色工作。

（3）独立开展细胞免疫化学技术工作。

（4）协助上级技师承担辅导进修技术人员的教学工作。

（5）在上级技师指导下，独立开展或参加有关科研工作，协助医师做好临床病理讨论会前的准备工作。

（6）承担仪器的维修、保养工作。

（7）在没有主任技师的科室，力所能及地承担主任技师的相应工作。

3. 技师

（1）独立承担合格的常规涂片制作。

（2）在上级技师指导下，参加或承担部分主管技师的工作。

（3）在没有专职档案管理员、文秘等相应编制的科室，应根据实际需要分别承担下述任务：收费、资料归档、各项登记工作、诊断报告书的打印及发送等。

三、工作制度

1. 根据卫生部《病理科建设与管理指南（试行）》和"浙江省医疗机构管理与诊断技术规范丛书《病理诊断与技术规范》"相关规定，并参照中国合格评定国家认可委员会《医学实验室质量和能力认可准则(ISO 15189:2007)》相关要求，各级医疗机构细胞病理学室均应制订相应的工作制度，建立健全细胞病理学质量管理体系文件，做好质量管理体系的文件控制。

2. 细胞病理学质量管理体系文件应贯穿于本部门标本检验前、检验中、检验后程序的整个过程，涉及各级人员职责、质量手册、工作程序文件、作业指导手册和工作质量、技术记录等方面，涵盖诸如标本的接收登记和处理检测的技术与方法，涂片制作流程的各环节质量控制，标本的检测分析和分级复审，细胞病理学报告的签发，档案资料的管理，设备仪器的使用、维护和校准，试剂的管理，生物安全与卫生，职业防护和预防控制，突发事件应急处置等环节，并建立相关制度、完整的质量技术记录和纠正、预防措施，实行持续改进方案。部分制度应上墙公示，接受社会监督。

第二节　人员要求及培训

一、人员配比

1. 细胞病理学室的人员数量应根据各医院实际工作发展需求、开展检测项目和数量多少并结合医院实际床位数量及医院级别确定。

2. 细胞病理学工作量达 15000 例/年的医院(包括妇科体检等标本),原则上应配备细胞病理学医师(包括诊断筛查员)和技术员各 1 名,担负非妇科细胞学项目(尤其是细针吸取细胞病理学)或教学、科研等任务的部门,其人员配比应适当增加。

3. 每位细胞病理学诊断医师(包括诊断筛查员)8 小时纯阅片工作量,妇科细胞病理学涂片小于 100 张或非妇科细胞病理学涂片小于 50 张,原则上不宜超越此工作量限度,以确保阅片准确性。采用电脑辅助阅片的部门可适当调高工作量。

4. 三级甲等医院细胞病理学室应配备专职细胞病理学诊断医师。

二、各类人员准入要求

1. 从事细胞病理学诊断的医师应具有临床医学本科或以上学历,具临床执业医师准入资格,经病理医师规范培训,并在细胞病理学培训基地经过细胞病理学专科培训半年至 1 年,经考试合格后才能获得细胞病理学专科医师的岗位培训合格证。

2. 在本规范颁布实施前虽未达到上述细胞病理学专科诊断医师要求学历,但已专职从事细胞病理学诊断工作并取得执业医师或执业助理医师资格,经病理医师注册,并按规定要求完成相应专业培训,考核合格人员可取得细胞病理学专科医师岗位培训合格证,继续从事细胞病理学诊断工作,并独立签发诊断报告(执业助理医师应在上级医师指导下签发诊断报告)。

3. 具备准入资质的组织病理学医师要求兼职细胞病理学诊断工作,如具备下列条件之一者,可申请取得细胞病理学专科医师的岗位培训合格证,从事细胞病理学诊断工作。

(1)在本规范颁布实施前组织病理学医师已兼职从事细胞病理学诊断工作 3 年以上,可继续从事细胞病理学诊断工作,并独立签发细胞病理学诊断报告。

(2)在本规范颁布实施前组织病理学医师兼职从事细胞病理学工作不满 3 年或虽已从事组织病理学工作满 3 年以上,但未兼职从事细胞病理学诊断工作的,应经认定的培训基地相关技术培训并考核合格后,方可取得细胞病理学专科医师的岗位培训合格证,兼职从事细胞病理学诊断工作,并签发相关诊断报告。

4. 细胞病理学诊断筛查员应具有医学大专及以上学历,并经细胞病理学培训基地专业培训半年以上,经考核合格后才能获得细胞病理学诊断筛查员的岗位培训合格证,并进行定期专业考核。细胞病理学诊断筛查员主要服务于大规模普查及体检的筛查工作。

5. 细胞病理学技术员应具备医学大专及以上学历,并经细胞病理学培训基地专业技术培训半年,考核合格后才能获得细胞病理学技术员的岗位培训合格证,从事细胞病理学技术工作。

6. 已具备准入资质的组织病理学技术员要求从事或兼职细胞病理学技术工作,可经细胞病理学培训基地相关技术岗位培训后,准予从事细胞病理学技术工作。

7. 针吸细胞病理学标本穿刺采集工作,应由具该医疗操作资质的病理医师和/或临床医师承担,并严格执行无菌操作。

三、培训基地的建立和条件

1. 省级临床病理质控中心应建立下属的细胞病理学培训基地(以下简称"培训基地"),必须建立在具备条件的三级甲等以上医院病理科和/或独立医学实验室机构内。

2. 培训基地必须有高级职称的细胞病理学专科医师或获相应资质的组织病理学医师和合理的带教师资梯队,具备开展教学科研工作的能力和条件。

3. 培训基地细胞学检查年工作量应达15000例以上,并具备妇科细胞学、非妇科细胞学和细针吸取细胞病理学的合理配比,其中非妇科细胞学年工作量应达5000例以上。

4. 培训基地应配备合理的工作设施和仪器,具有各类示教片和完整教学大纲、供培训用学习室、多人共览显微镜和显微投影装置等教学用设备和设施。

5. 培训基地的建立应由培训基地单位向省临床病理质控中心提出书面申请,并由省临床病理质控中心组织专家进行考核评估,合格后由省临床病理质控中心报请省卫生厅主管部门核准,正式成为省临床病理质控中心培训基地,行使培训任务。

6. 各培训基地实行定期考核制,定期接受省卫生厅、省临床病理质控中心认定的相关机构或专家以各种形式对培训质量进行考核评估,对不能达到质量要求的单位,省临床病理质控中心有权报请省卫生厅主管部门及时撤消基地资格。

四、专业人员的培训和认定

1. 凡符合上述准入条件的细胞病理学诊断医师、细胞病理学诊断筛查员、细胞病理学技术员,在从事专业工作前必须按规定在培训基地进行岗前规范培训。

2. 培训方式以教师带教下的实践为主,理论联系实际,培训教师应定期予以系统讲解辅导。

3. 培训结束前各类人员应接受统一综合考核评分,合格者报省临床病理质控中心核准,并颁发由省卫生厅相关部门准发的细胞病理学专科岗位培训合格证。

4. 在省内非培训基地培训的专业人员,一律不发上述合格证书;凡在外省符合相应资质机构培训并获合格成绩的专业人员,培训结束后需报省临床病理质控中心审核并经必要考核后方可承认其相应培训资格,颁发岗位培训合格证。

5. 已经系统培训的细胞病理学专业人员及符合相应资质组织病理学专业人员应重视继续教育,积极参加每年的质控培训和各类学术交流活动,应按要求完成相应的继续教育任务,取得规定的学分。

第三节 基本设施、设备及生物安全要求

1. 细胞病理学室建筑设施应符合国家及相关部门颁发的《中华人民共和国消防法》、

《中华人民共和国职业病防治法》、《危险化学品安全管理条例》、《使用有毒物品作业场所劳动保护条例》、《实验室生物安全通用要求》、《微生物和生物医学实验室生物安全通用准则》、《病原微生物实验室生物安全管理条例》、《医疗技术规范——病理学分册》和省卫生厅颁发的《病理诊断与技术规范》等中的相关规定。其中生物安全防护与卫生管理应贯穿于科室细胞病理学工作的整个过程。

2. 细胞病理学室根据实际条件可设立细胞病理学诊断室、细胞病理学标本处置室、细胞病理学制片技术室、细胞病理学细针吸取操作室,工作用房应视医院等级及工作需求而定,设定在 $20\sim150m^2$。有条件的医疗机构可增设免疫细胞化学室、分子细胞病理学室及与进修、培训基地相适应的专业学员培训工作室等。

3. 细胞病理学室应按工作性质,明确功能分区(包括污染区、非污染区、生活区)。工作环境应卫生、整洁,应用设施完善。

4. 细胞病理学室设备应满足工作开展需要,包括双目带光源优质生物显微镜,按 1 台/医师配备,还应配备专用细胞离心机、冰箱、烤箱、穿刺用相关配套器械、液基细胞制片仪、计算机及打印机等。根据工作需要,有条件的单位尚可配备细胞自动筛选仪、教学用多人共览显微镜、显微投影仪、图像传输设备、数码摄影装置等设备。

5. 工作场地对通风、环境温度和湿度、环境内消毒等有客观检测指标和记录,尤其对苯、甲醇等有毒物品应严格按国家有关职业病防护规定,建立定期检测制度、安全防护应急措施和相关工作安全标识。

6. 对于易自燃、易爆、剧毒和有腐蚀性等实验用化学物品及试剂溶液,应按其不同的特性和要求,备有安全可靠的存放场所并指定专人负责管理,实行职责到人制度。细胞学室应规范配备防火防盗等应急预案的相关设施。污水处理应设专用下水道,符合国家排放要求。

7. 医疗废物是指医疗卫生机构在医疗、预防、保健以及其他相关活动中产生的具有直接或者间接感染性、毒性以及其他危害性的废物,必须严格按法定范围及处理原则处置,不得违规操作。

8. 各单位细胞病理学室应建立和实施细胞病理学试剂与实验材料规范管理程序,完善评估、送检、确认、保存、使用、监控及库存等方面的制度。选用试剂和实验材料前要充分了解和熟悉相关的生产商和供应商的资质,所送物品是否具备规定准入要求和标准,内部质量控制和外部商品质量的定期评估情况,试剂储存条件和库存量,有效期的及时监控等,应符合相关规定,并定期向本单位医疗行政机构反馈相关信息,确保试剂和实验材料使用的质量安全。

9. 细胞病理学室应具有设施、设备、使用仪器检测和消耗品有效期等工作情况的完整记录,以便备查。计量仪器设备应按国家有关标准进行定期校准或核查,用于检验并对结果有影响的重要仪器设备应建立档案记录并加以唯一性标识,注明设备名称、内部编号、设备保管人、校准日期、有效期、校准单位等,并应用"三色标识"(合格、准用、停用)表明其受检及校准状态。

第三章

细胞病理学检查的程序

第一节　标本的采集和申请单、标本的验收、登记(检验前程序)

一、标本的采集

标本的采集是细胞病理学提高阳性检出率的关键,必须高度重视。

(一)标本采集原则

1. 要正确选择标本采集的部位,尽可能直接在病变区获取样品,以提高正确率和阳性检出率。

2. 采集方法应简便,使病人少受痛苦,且不致引起严重的并发症或促使肿瘤扩散。

3. 用于细胞病理学检查的标本必须保持新鲜,防止细胞自溶或腐败。临床送检标本取材后应及时固定或预处理(如湿固定标本宜在取材后数秒内置于固定液中)或按要求尽快送达病理科细胞学实验室,以便验收无误后即刻进入检验处理程序。

4. 送检标本力求有足够数量,以达到满足细胞学检查诊断的最低要求。标本应尽可能避免或减少血液、黏液等干扰物的混入。

5. 采集工作根据不同的检测要求,可由临床医师和/或细胞病理学室专业人员独立或共同承担完成。

6. 医务人员应向病人口头或书面说明检查的目的、方法和检查中可预测或不可预测的相关情况。必要时双方应签订检查相关知情同意书,以防不必要的医患纠纷。

7. 特殊标本(如烈性传染病、艾滋病、梅毒、结核等)应按规定经特殊预处理后送检。

(二)标本采集方法

根据检查部位、检查项目和检查目的的不同,标本的采集方法各异,常用的标本采集方法有:

1. 直视采集法。外阴、阴道、宫颈、鼻腔、鼻咽、口腔、肛管及皮肤等病变部位,可用刮片、擦拭、刷洗或吸管吸取物作细胞涂片;食管、胃、气管及支气管、膀胱等部位病灶可用内窥镜直接刷取物作细胞涂片。

2. 自然分泌物采集法。包括痰液、尿液、前列腺分泌液、乳头溢液、浆膜腔积液等。

3. 灌洗法。通过向与外界相通的空腔器官内或胸腹盆腔内或手术野灌注生理盐水等,运用冲洗、振动、揉捏等方法,使器官表面细胞脱落,然后将灌洗液取出,经处理后检查。

4. 细针吸取法。此法是指采用外径≤0.9mm的细针头穿刺,吸取体表可触及肿块,或通过X射线、B超、CT等引导的深部脏器病变,吸取微小组织成分进行细胞形态学诊断,或其他相关细胞学技术研究。

5. 摩擦法。此法主要采用摩擦工具,在摩擦病变区的黏膜表面直接涂片。常用的摩擦工具有网套、海绵摩擦器、气囊等。此法用于食管、胃等部位,目前已较少应用。

二、标本的验收

病理细胞学实验室应有专人负责临床细胞病理学标本及申请单的验收工作,并严格执行标本交接验收签名责任制。验收工作包括如下内容:

1. 应认真核对每例送检标本和申请单,确保标本和申请单在患者姓名、送检科室或单位、送检标本内容物、送检日期及联号条码等方面的完全一致。发现疑问应及时与送检科室或临床医师联系,并将联系后的相关情况在申请单上备注。申请单中临床医师填写的重要项目原则上不得擅自改动,若必须修正应由送检科室临床医师签名确认。

2. 认真检查存放送检标本容器是否完好,盛具是否洁净,容器上标本识别标签是否粘贴牢固,检测内容物是否完整、是否符合受检要求。

3. 认真查阅申请单各项目是否按要求填写清楚。它包括:

(1)患者基本情况(姓名、性别、年龄,妇科应注明月经史、生育情况、是否放置宫内节育器等);送检单位(医院、科室),床位,门诊号/住院号;送检日期;送检医师;送检标本类别及要求(痰、尿、胸腹腔积液、灌洗液、各种刷片、针吸标本涂片以及特殊检测要求如免疫组化、分子病理学检测等);患者或家属的联系方式(地址、邮编及电话号码),以便必要时联系、随访。

(2)患者病史摘要(症状及体征、实验室/影像学等检查结果)、手术(包括内镜检查)所见、既往病理(细胞学)检查情况和临床诊断等。

4. 对体液和分泌物标本,如痰液、尿液或胸水、腹水以及细针吸取细胞标本等应记录色泽、性状及数量等必要参考指标。

5. 对不符上述规定的标本及申请单原则上应退回、不予存放。拒收标本应填写"标本退收通知书"退回临床送检人,或在标本送检本上作说明后退回,以便作为质量跟踪和整改的凭据。凡有下列情况者应拒收标本:

(1)申请单与相关标本未同时送检者;

(2)申请单填写内容与送检标本不符;

(3)标本及存放容器无患者姓名、科室等标志;

(4)申请单填写内容字迹潦草难以辨认或漏填重要项目;

(5)送检标本发生严重自溶、腐败影响诊断者。

6. 特殊情况下,对某些送检不合格或不符要求的原始标本(例急诊危重病员标本、某些不稳定性或不可替代标本等),则可选择先处理标本,后由提供标本责任人补充相关的信息后再签发报告,并在报告中作出约定的关键备注或提示。

三、申请单、标本的编号、登记

1. 验收标本人员应在标本验收同时在申请单上注明收到标本日期,并及时准确地进行细胞病理学标本的编号、登记工作,逐项完成登记簿书面编号登记或计算机输入登记,各检测项目可根据实际工作需要分类编号登记。

2. 细胞病理学标本、申请单、涂片后的载玻片、标本登记本或计算机输入的编号必须完全一致,以便及时备查。

3. 验收登记后标本应统一存放于规定的容器内或实验操作柜内待检,防止交叉污染或错号,做好室内交接班工作,以便及时进行下一检验流程的处理。

第二节 细胞病理学标本的制作(检验中程序)

一、标本的预处理

根据细胞病理学送检标本的取材部位、样本内容、检测目的的不同,通常需要进行细胞标本的预处理,主要包括下列五方面内容:

(一)血性标本预处理

(1)适用范围。血性胸水、腹水、尿液及液基巴氏标本。

(2)取液。血性送检液静置 30min 后,轻轻将送检液上部分倒掉,取下层液体至离心管。

(3)离心。第一次离心沉淀(2500～3000r/min,3～5min)。

(4)清洗。弃去上清液(若沉淀物呈红色且量很多,则应用吸管吸掉上清液,以免沉淀物一并倒出),取沉淀物上层细胞加入适量酒精冰醋酸液(5%～10%冰醋酸,25%酒精),置振荡仪上振荡(1500 oct/min,10min)。

(5)离心。第二次离心沉淀(1000～1500r/min,5～7min),若沉淀物肉眼观察仍有较多血液,则重复清洗。

(6)制片。弃去上清液,吸取沉淀物制片。

(二)黏液性标本预处理

1. 适用范围。痰液、支气管毛刷标本、液基细胞学标本。

2. 取样。

(1)痰液。用棉签取痰杯中较稠的最好是带血丝的部分,约黄豆大小即可。

(2)支气管毛刷物。

(3)液基细胞学标本:离心沉淀(2500～3000r/min,3～5min),取沉淀物。

3. 消化黏液。根据标本量及标本的黏稠程度向标本中加入 1,4-二硫苏糖醇(DTT)液(10～20ml 的蒸馏水加 1g 的 DTT 冷藏保存)适量,置振荡仪上振荡(1500 oct/min,10～30min)至肉眼未见黏液丝即可。

4. 离心。第二次离心沉淀(1000～1500r/min,5～7min)。

5. 制片。弃去上清液,吸取沉淀物制片。

(三)细胞量少标本预处理

适用于尿液、脑脊液、支气管灌洗液、腹腔冲洗液,采用多次重复离心沉淀原则。送检液静置 30min 后,轻轻倒去上层液体,剩余液体混匀后,倒入离心管中,进行第一次离心;弃去上清液,同一支离心管中再倒入送检液,第二次离心沉淀。视沉淀物多少决定有无必要继续取液离心沉淀,弃去上清液,吸取沉淀物制片。

(四)感染性标本预处理

1. 适用范围。结核穿刺液、痰液及其他感染性标本。

2. 甲醇液具有抗菌、抗病毒的效果,在 15min 内使 99.99% 以上的细菌和病毒灭活,包括:白色念珠菌、大肠杆菌、绿脓杆菌、金黄色葡萄球菌、结核杆菌、痘病毒和艾滋病病毒。

3. 2% 聚乙二醇和 50% 乙醇混合液。

(五)标本的预固定处理

为便于样本的保存、传送,部分标本也可进行制片前预固定程序,如胸腹水、尿液等标本,可加入适量 50% 乙醇进行预固定处理等。

二、细胞病理学制片的基本要求

(一)涂片制作的原则要求

1. 取材标本应新鲜,取后即刻固定并制片。

2. 标本取样制片操作应规范、手工涂片应轻柔,防止挤压损伤细胞。

3. 涂片要求细胞均匀,厚薄适度,太厚细胞重叠,影响镜下观察;太薄细胞过少,影响阳性检出率。根据不同的标本,可针对性采用不同的涂片方法,包括推片式、直线方向涂抹式、顺时针或撕拉式涂片、液基制片等。标本内容物应涂在载玻片右侧 2/3 范围内,留有标签粘贴空间。

4. 标本制作所用载玻片、盖玻片应清洁、透明,载玻片必要时应事先采用硫酸洗涤液浸泡、冲洗,烘干备用。盖玻片应防止霉变等因素影响透明度。

5. 对缺乏蛋白质的液体标本,在制片时亦应先在载玻片上涂抹粘附剂,以避免染色时细胞脱落。

6. 特殊性标本,例如痰液、体液性标本、免疫组化、特异性或传染性标本,应按各自性质和要求分别处理制片(详见相关章节)。

(二)液基细胞学涂片的制作技术

液基细胞病理学(Liquid based Papanicolaou smear, LBP)制片技术是指采用薄层制片自动装置制备细胞学标本的一种新方法,是近年来在国内、外细胞学检查中被逐渐广泛应用的一种新技术。LBP 制片技术首先将临床取得的细胞学样品保存在液基保存液中,然后再通过一定的技术方法将细胞薄层均匀地转移到玻片上,再进行染色镜检的方法。其主要优点在于:

(1)制片过程标准化,规范化;

(2)质量稳定,可重复制片;

(3)均匀薄层,细胞结构及背景清晰;

(4)便于进一步进行分子病理学及免疫学检测。

目前 LBP 主要应用于妇科细胞病理学检查,国内、外部分医院也应用于浆膜腔积液、痰液、尿液等细胞病理学常规检测。

1. 根据液基制片产品的制片原理不同,目前在浙江省应用的 LBP 制片设备可分为以下种类。

（1）微孔膜过滤技术。代表性设备为 ThinPrep 液基薄层制片系统（简称 TCT），由美国赛迪公司研制和生产。其主要原理是通过对液基样本过滤，有选择性地留取有价值的细胞成分制片，而减少无诊断意义的成分。其制片过程主要包括细胞分散、（随机）取样、过滤、转移等。该项技术获得美国 FDA 认证，与传统巴氏涂片相比，能进一步改善标本质量，更加有效提高低度及以上皮内病变的检出率。此类技术的核心是高精度程控过滤技术，关键内容包括过滤膜质量、自动化处理程序、随机化取样控制及细胞转移。目前类似原理的设备技术尚有赛立得等。

（2）离心分层沉淀制片技术。代表性设备是美国三路影像公司开发的 Autocyte 细胞制片仪。其主要制片原理是通过二次离心，即第一次密度梯度试剂加程控离心，分开并去除血液、黏液及大部分无诊断意义的炎症细胞，第二次离心集中细胞，再通过自然沉降制片。其产品也已通过美国 FDA 认证，检测结果与传统巴氏涂片相似。其制片不满意率有显著降低，此类技术的核心在于比重液。国内类似原理的产品设备技术尚有安必平等。

（3）离心沉淀制片技术。代表性设备是英国 Thermo 公司生产的 Shandon Cytospin 和 Iversal 公司生产的 Liqui-Prep（利普）等。严格地说此类技术在样本实际处理过程中没有对细胞及黏液、血液成分进行选择性提取，这与上述两类技术尚有区别。其制片原理是通过离心沉淀，与一般的浆膜腔积液处理类似，不过各个生产商在推出时增加了前期血液、黏液处理过程，制片过程采用了直接离心涂片或甩片制作等技术方法一步完成。

2. 优质薄层液基细胞学涂片的基本要求

标本质量的满意度取决于正确掌握标本取材和制片染色的技术，而标本的取材质量是决定细胞病理学诊断正确性十分重要的初始环节。要求标本应有足够诊断的细胞数量及定点取样的合格率，其核心为取样的规范化，需要临床和细胞病理学专业人员的密切配合和协同。以妇科细胞病理学检查为例：

（1）优质薄层液基细胞学制片设备技术应具备以下条件及特点：

①产品应具有国家行政部门的审批注册，并依据相关法规符合准入标准，如宫颈细胞病理学检查取样设备应符合二类医疗器械管理要求。

②能选择性收集足量的供诊断用细胞，尽可能去除干扰诊断或无诊断意义的成分。

③标本能随机化取样，以保证诊断正确性和可重复性。

④制片过程尽可能自动化，以减少人为的干扰。

（2）优质薄层液基细胞学涂片的基本要求：

①液基制片的标本其涂片鳞状细胞数量通常要求达到 20000 个，以 FN 双目镜/40×物镜下统计，每个视野平均数量应在 15～36 个，至少应可观察（40×物镜下）计数 10 个视野（水平或垂直）。有资料显示，细胞数量增多可提高对高级别病变的检测率。

②标本涂片诊断依据性细胞的出现与否，是镜下提高和判定标本取样合格与否的重要证据，应认真甄别。相关文献证实 90％ 以上的宫颈癌来自颈管交界处的细胞，故合格的涂片常出现包括增生的储备细胞、化生或增生的颈管腺上皮细胞等，若涂片看不到上述细胞和/或异型细胞，常提示取样标本无法评价该部位是否存在病变，应考虑取样的正确性（如痰液标本或纤支镜标本薄层液基涂片中若无纤毛上皮、组织细胞、异型细胞等成分，则同样甚难明确是否存在肺部病变的推定）。

③涂片细胞应为均匀薄层,不出现拥挤重叠或涂片空洞、中央空晕等现象。

④细胞人为假象少,背景清晰,除炎症病变外,通常涂片炎症细胞量少(一般超出75%,则提示涂片质量不佳),出血黏液少见。

⑤细胞染色佳,层次分明,核结构清晰,对比度明显。

(三)免疫细胞化学涂片制作技术

1. 提供免疫细胞化学检测的标本,应要求载玻片作预先处理,除玻片洁净处理外,一般载玻片应经多聚赖氨酸浸泡或APES处理,以防细胞脱落。样本涂片后,载玻片应置于密封盒中-20℃冷柜内备检或即刻送相关实验室按免疫细胞化学技术要求作后续处理。

2. 用于免疫细胞化学的涂片原则上提倡采用液基细胞学涂片方法为宜,也可采用常规手工涂片方式制片,然后者效果常欠佳(详见相关章节)。

(四)细胞蜡块制作技术

细胞蜡块(Cell Block)是一项将送检标本通过离心浓缩成块后再用石蜡包埋起来切片的细胞病理学技术。对细胞病理学诊断有很大的意义,是一项实用而新兴的细胞病理学技术,该技术可以最大限度地保留残存的组织学结构,细胞及小组织碎片相对集中,有助于获得更多的诊断信息,且可重复多次切片,较适用于特殊染色、免疫细胞化学及分子病理学等辅助检查。现常用制作方法有琼脂凝胶法、血浆凝集法、酒精凝集法等。但其制作需要优质足量的样本为前提,才能获得成功的细胞蜡块。

(五)细胞印片制作技术

细胞印片是通过检查者在直视情况下,直接从病变区(尤其是肿瘤病变)切面印片获取样本进行制片检测的一种方法,常应用于术中印片细胞病理学诊断,具有方法简便、快捷,细胞形态和结构反映真实的特点。尤其在乳腺、甲状腺、软组织、胃肠或淋巴系统等富于细胞的增生性病变或肿瘤良恶性鉴别中常成为独立或辅助诊断的一项有用技术,在一定程度上提高了快速病理诊断的正确率,减少了误诊和漏诊。印片方法亦可应用于免疫细胞化学、组织化学和分子生物学检测技术。

1. 印片取样多采用载玻片在病变垂直区切面轻压蘸取细胞,一次成功。避免在载玻片同一部位重复印片,避免平行拖拉,影响细胞变形和重叠。

2. 病变区的选择应在典型、质嫩、富含细胞的部位,恶性肿瘤多取自淡粉红鱼肉状区,避免在肿瘤坏死、出血或脂肪过多区取样。

3. 为避免出现假阴性,可在病变区同一部位或多部位作印片观察。

4. 囊实性病变应尽可能避开囊性区,必要时吸干液体后再行印片。

5. 取样标本应即刻固定,切忌高温烧烤、干燥过度,以防细胞变形和人为退变,影响诊断。

6. 固定液推荐使用95%乙醇乙醚(30min)或甲醛冰醋酸固定液(30min)。其他固定液如95%乙醇(2min)、4%甲醛乙醇(浓度约为85%)溶液(2~3min)等亦可应用。

(六)压片细胞病理学制作技术

压片细胞病理学技术目前临床应用较少。其方法是将微小病变组织碎块放置于玻片中央,其上放置另一玻片,然后用力挤压两玻片使夹于中间组织铺展,再沿长轴将两玻片向相反方向拉开,制成样本,按常规印片方法固定、染色观察。

（七）细针吸取细胞病理学制作技术

细针吸取细胞病理学诊断方法具有简便、安全、快速、受检创伤小、确诊率高、患者痛苦少等优点，是组织病理学诊断方法的重要补充手段。适用的范围涉及：

（1）体表可触及的肿块，如皮肤、乳腺、软组织、淋巴结、涎腺、甲状腺、前列腺等病变。

（2）可疑的转移性病灶，如淋巴结、皮下结节或骨占位性病变。

（3）因癌瘤播散或因创伤引起大出血、感染不宜手术切除或切取活检而临床必须获取病理形态学依据方可诊治的病例。

（4）经皮或借助影像学仪器对深部脏器（包括颅脑、胸腹腔、盆腔）病变的术前、术中快速诊断。

（5）肿瘤放化疗后监测及预后判断等。

由于其标本采集、细针吸取穿刺方法、穿刺器械应用的不同，其制片技术方法和要求也各异。

细针吸取细胞病理学标本原则上仍推荐采用常规手工推片技术，直接将标本均匀涂抹于载玻片上，尽量避免来回推拉标本而导致细胞受损伤。一般不主张采用薄层液基涂片方法。因常规手工推片既可保证细胞涂片较为均匀，细胞保持一定聚集倾向，又能较好反映生活状态下某些病变特征性形态结构，利于诊断。而不像薄层液基涂片细胞单个散在，彼此混合，缺乏结构排列的判断依据。

（八）传统细胞病理学涂片制作的价值和要求

传统细胞病理学涂片是我国临床细胞病理学检查工作中沿用多年的一种制片方法，相对于细胞液基制片，具有自身明显的优点，如操作简单、成本低廉、易学易掌握，可适用于任何条件的实验室，尤适用于基层工作量不大、中小医院或社区医疗机构的细胞病理学实验室。该法涂片细胞较集中，背景及细胞间结构的保存有助于诊断参考，如血性或污秽的背景伴高级别上皮内瘤变常提示浸润可能；腺腔样细胞排列结构有利于腺上皮肿瘤的判断等。然该制片技术方法存在人为影响大，细胞保存质量参差不齐，可重复性差及重叠现象多等不足，制片过程中需加以关注，以提高质量。

三、细胞病理学标本的固定

细胞病理学标本（涂片）的固定是为防止标本（或涂片后样本）的细胞发生自溶或因细菌作用使细胞发生退变与腐败，并使细胞内各种成分如蛋白质、脂类、糖类或酶类转变为不溶性物质，以保持其细胞原有的结构和相仿的生活状态，从而有利于对细胞形态的观察和细胞性质的判别。固定液和固定方法的选择取决于不同的染色方法，不合适的选择，将直接影响标本的质量。推荐使用染色缸固定，使玻片垂直快速或自由落体进入固定液，以防玻片彼此粘贴堆积，固定液应浸没玻片。大批量涂片可选用相适应的器皿固定。

（一）目前常用的细胞固定方法

1. 湿固定法。涂片后立即放入固定液（多主张取样后在数秒内完成为宜），细胞涂片一旦发生干燥现象，会引起细胞肿胀、变形，甚至自溶，导致着色性差，结构模糊，影响细胞的识别。湿固定适用于痰、宫颈、鼻咽、胃肠道和肺支气管等刮、刷片，各种印片细胞学细针吸取及薄层液基制片技术涂片（除浆膜腔积液及脑脊液外）。常适用于 Papanicolaou（巴氏）和 Hematoxylin-Eosin（H. E）等常规染色或其他适宜的组化、免疫细胞化学染色检查。

2. 潮干固定法。涂片后在空气中放置片刻,蒸发或吸干多余水分。当涂片尚未完全干燥时应及时固定,如尿液、浆膜腔积液及其他液体等离心沉淀物的涂片、乳头溢液涂片等。上述标本不宜湿固定,否则细胞会高度收缩、深染又易脱落,使用薄层液基制片技术者例外。

3. 空气干燥固定法。指涂片置于空气中或在常温下自然干燥或微弱冷风吹干,仅用于瑞氏(Wright)染色及吉姆萨等染色。

4. 喷雾固定法。涂片制备后平置,将含乙醇和少量油脂或甲基化合物固定液喷洒于标本上,静待干燥。染色前需放入蒸馏水中浸泡 10s。此为湿固定法的一种改良,适用于新鲜制备的涂片。该法气雾剂干燥后可在涂片表面形成一薄层保护膜,故特别适用于邮寄会诊。然市售气雾剂虽具有效果好、价格低等优点,但不同型号使用方法不同,喷洒距离各异,应严格按说明书操作,以免影响质量。

涂片标本固定时间一般不宜短于 15min,原则上应在 12h 内进行染色处理。

应该指出,传统细胞病理学制作技术原理常为先涂片、后固定,而薄层液基细胞病理学制片方法则采用先固定后涂片的方式,致使标本细胞一定程度的收缩变小,镜下形态也略有差异,在诊断时应加以注意。

(二)常用细胞固定液

1. 95%乙醇固定液。每 100ml+冰醋酸 1ml,为最常用的固定液,固定时间至少 15min 以上,也可延至数天并不影响染色效果。该方法适用于湿固定标本或预固定后标本。因乙醇具有溶脂作用,故欲证明胞内含脂质或类脂质时禁用。

2. 乙醚、乙醇混合固定液。配制方法是 95%乙醇与乙醚之比为 1∶1;另一种配制方法为 95%乙醇 49.5ml+纯乙醚 49.5ml+冰醋酸 1ml 混合而成。该固定液渗透性强、固定效果好。缺点为易挥发、有异味,应用时要随时盖紧容器,并严防乙醚靠近火源。适用样本和禁忌同上。

3. Carnoy's 固定液。由 95%乙醇(或无水乙醇)60ml+氯仿 30ml+冰醋酸 10ml 混合而成,宜现用现配。适用于固定富含血液的标本,尤适用于显示 DNA、RNA、糖原和黏蛋白等的染色,固定 3~5min,直至标本褪为无色,然后可转入 95%乙醇或其他固定液中。该固定液中冰醋酸能溶解红细胞,也可防止由乙醇引起的高度收缩。另外,固定时间不宜过长,超过 15min 将影响核着色。

4. 甲醇固定液。采用直接滴加于干燥涂片上,适用于吉姆萨(Giemson)染色、瑞氏染色和免疫细胞化学染色,然试剂价格昂贵。

5. 50%酒精固定液。为最常用的预固定剂,适用于液体标本的预固定。

6. 中性缓冲甲醛溶液。适用于细胞蜡块标本的固定,对于细胞核的结构保存较好。

7. Bouin's 溶液。1.2%饱和苦味酸溶液 750ml+37%~40%甲醛溶液 200ml+冰醋酸 50ml 混合,适用于细胞蜡块标本的固定,对于细胞核的结构保存较好。

涂片标本细胞极易脱落,固定时应防止细胞污染,醇类固定液原则上一次性使用,重复使用前必须过滤,多次过滤的固定液(乙醇类)使用前必须用比重计重新调整浓度,方可使用。采用薄层液基细胞学制作的标本,因事先已经固定,涂片无需再行固定程序。

四、细胞病理学检查常用细胞化学染色方法

标本的染色是为了显示细胞结构,增加各种细胞的分辨力。为达到检查的目的,要严格和熟练掌握各种相关染色的性质、特点和操作规程,选择合适的染色方法,以准确识别细胞的特征,为诊断服务。细胞病理学检查中应用的细胞化学的种类及方法有数百种之多,根据实际工作的需要并结合浙江省历年来的工作经验,介绍下述常用的染色方法。

（一）巴氏染色法

巴氏(Papanicolaou,Pap)染色原理与 H.E 染色基于酸碱度的原理相似,细胞核的主要成分是脱氧核糖核酸,其等电点为 pH1.6～2.0。当 pH 大于 2.0 时 DNA 以磷酸基电离为主(带负电),能与带正电的染料阳离子结合。苏木精作为染核的染料,氧化后成为氧化苏木素即苏木红或苏木精,它的等电点是 pH6.5,当加入钾矾等媒染剂后,即结合成带强正电的大分子带色体——苏木精矾(即苏素),后者具有强大的亲合力,与 DNA 结合牢固,染成较深紫色,不易为醇、水洗脱。细胞浆中的蛋白质等电点约为 pH6.0,但蛋白质所带正负电荷的多少是随溶液的 pH 值而改变的。在偏碱环境中,蛋白质的羧基游离增多(带负电),当 pH 大于 8 时便不能再与染料的阴离子结合;在偏酸环境中蛋白质氨基游离增多(带正电),当 pH 小于 4 时便不能再与染料的阳离子结合,因此蛋白质在不同的酸碱度中能与不同的染料结合。EA36 染液由伊红、亮绿、橘黄及俾麦棕等染料配成。伊红、亮绿、橘黄及俾麦棕等属于酸性染料,在溶媒中其发色团是负离子部分。发色团可与蛋白质中带正电的氨基结合,从而使胞浆显蓝色、绿色、橘黄或红色。较幼稚的细胞浆(如底层鳞状上皮细胞)中含核蛋白体较多,易与亮绿结合而染绿色;成熟的细胞浆中含核蛋白体较少(如成熟红细胞、表层角化鳞状上皮细胞),易与伊红结合而染红色;衰老的细胞(如完全角化细胞)则可与橘黄结合而呈橘黄色。巴氏染色主要用于妇科涂片、痰涂片和富含鳞状上皮细胞的涂片,在针吸细胞学涂片中也被广泛应用。特点是细胞透明度好,细胞核的结构清晰,胞质色彩丰富而鲜艳。因能显示鳞状上皮不同角化程度,可用于阴道涂片测定激素水平,宫颈涂片内分化差的小角化鳞癌细胞显示橘黄色胞浆,在红色坏死背景中特别突出,不易漏诊,是妇科涂片理想的染色方法。其显著的优点已使之成为宫颈/阴道细胞学检查涂片的国际通用标准染色法。

1.试剂配制

(1)苏木素液。常用 Harris 苏木素液或 Gill 改良苏木素液。

Harris 苏木素液配方:

苏木精	1g
无水乙醇	10ml
硫酸铝钾	20g
蒸馏水	200ml
氧化汞	0.5g
冰醋酸	8ml

先将苏木精溶于无水乙醇中备用。将硫酸铝钾放入蒸馏水,加热溶解,再加入备用的苏木精,煮沸 2min;停止加热,立即加入少量的氧化汞,防止氧化过程中苏木精外溢,玻棒搅拌,边搅拌边加入氧化汞;立即移至冰水中,加速其冷却,静置一夜后过滤备用。使用前以 4%～5% 的比例加入冰醋酸并混匀。

Gill 改良苏木素液配方:

苏木精	2g
无水乙醇	250ml

硫酸铝	17.6g
蒸馏水	750ml
碘酸钠	0.2g
冰醋酸	20ml

先将苏木精溶于无水乙醇中,硫酸铝溶于蒸馏水中,然后两液混合后加入碘酸钠,最后加入冰醋酸。

(2)盐酸-乙醇液。

| 浓盐酸 | 0.5ml |
| 70％乙醇 | 100ml |

(3)稀碳酸锂液。在100ml蒸馏水中,加饱和碳酸锂1滴。

(4)橙黄G6液。

橙黄G6	0.5g
蒸馏水	5ml
无水乙醇	95ml
磷钨酸	0.015g

先将橙黄G6溶于蒸馏水中,再加入无水乙醇,然后加入磷钨酸,贮于棕色磨口瓶中,用时过滤。

(5)EA染液。常用EA36染液或EA50染液。

EA36储备液:

A液:亮绿0.5g,溶于5ml蒸馏水中,溶解后加入无水乙醇至100ml。

B液:伊红Y 0.5g,溶于5ml蒸馏水中,溶解后加入无水乙醇至100ml。

C液:俾士麦棕0.5g,溶于5ml蒸馏水中,溶解后加入无水乙醇至100ml。

EA36工作液:

EA36储备液的A液	45ml
EA36储备液的B液	45ml
EA36储备液的C液	10ml
磷钨酸	0.2g
饱和碳酸锂水溶液	1滴

EA50染液配方:

3％亮绿水溶液	10ml
纯甲醇	250ml
20％伊红溶液	20ml
冰醋酸	20ml
磷钨酸(水溶后加入)	2g
95％乙醇	700ml

2.染色步骤

(1)95％酒精溶液固定10～15min。

(2)清水冲洗1min。

(3)苏木素染核3～5min,如用Harris苏木素,必要时进行分化即盐酸-乙醇液分化20～

30s,至涂片呈淡橙红色,取出流水漂洗干净。

(4)用水或碱水反蓝,碱水反蓝需再入清水冲洗以去碱液,比如:稀碳酸锂溶液蓝化2min,涂片变蓝色,流水漂洗干净。

(5)95%酒精溶液脱水。

(6)橙黄 G6 液 10s。

(7)95%酒精两道漂洗。

(8)EA36 液或 EA50 液 30~60s。

(9)95%酒精两道漂洗。

(10)无水酒精两道脱水。

(11)二甲苯两道透明。

(12)中性树胶封片。

3.染色结果。细胞核呈深蓝色,核仁更深带紫,鳞状上皮底层、中层及表层角化前细胞胞浆染淡绿色,表层不全角化细胞胞浆染粉红色,完全角化细胞胞浆呈橘红色,红细胞染鲜红色,白细胞的胞浆呈淡蓝绿色,黏液染淡蓝色或粉红色。

4.注意事项

(1)如前染色原理所述,EA36 染液的酸碱度对巴氏染色的成功起着关键性作用,必须把染液 pH 值调至 5.2 为宜。EA36 染液 pH 值的测试,可用石蕊试纸法或酸度计法但以酸度计法最为准确。

(2)许多人使用 10%磷钨酸及饱和碳酸锂溶液直接测试,方法简便且同样可获得满意的染色效果。具体做法:拿一张滤纸先滴少量染液于纸上,若滴染液处呈紫色,说明染液偏碱,则滴加少量 10%磷钨酸;若显绿色,说明染液偏酸,则滴加少量饱和碳酸锂,并充分混匀,直至染液滴在纸上既显绿色又有红色,颜色鲜艳为宜。

(3)磷钨酸在染色过程中,不但作为促染剂可增加染料的着色力,同时磷钨酸与碳酸锂还是一对弱酸弱碱,作为缓冲剂可中和分色及蓝化时可能留下的少量酸或碱,保证染色达到理想效果。若涂片经 EA36 染色后,镜下观察效果不理想时,根据涂片着色情况,可于 EA36 染液中滴加少量 10%磷钨酸或饱和碳酸锂后重染 EA36 3~5min 而补救。若角化细胞浆不红,可滴加 10%磷钨酸。若角化前细胞浆也变红,可滴加饱和碳酸锂,如此边复染边镜下观察,直至获得最佳染色效果为止。

(4)分色或酸化,对染色效果也很重要。经分色后的胞浆在镜下观察应以无色为佳。若胞浆中还残留有苏木素染料,则影响 EA36 染液的着色。分色时间不宜过短或过长,每次在数秒内完成。盐酸浓度以 0.5%为好,以便于掌握分色的时间。

(5)经过蓝化或碱化,胞核紫中带蓝与红色的胞浆对比明显。蓝化所用的碳酸锂是一种弱碱,还可中和分色时可能残留下的少量盐酸,为 EA36 的着色创造良好条件。因此蓝化时间可适当长些,以肉眼观察涂片变蓝为好。

(6)EA50 染液配方稍复杂,但不易沉淀,染色效果较 EA36 稳定。

(7)每个染色步骤结束之后把涂片架在纸巾上放置几秒,不使用时将染液保存于棕色瓶中,盖上染色缸,可延长染液的使用寿命。

(8)苏木素的特性相对恒定,很少需要更换,当量不足时可适当补充新鲜染液。

(9)橙黄 G6 和 EA 比苏木素损耗得快,应每周更换,或当细胞出现灰色、模糊或对比不鲜明时应更换。

（10）水洗液应该在每次使用后更换。

（11）乙醇应经常使用比重计测量浓度，并每周更换一次，以代替过滤。细胞浆染色后的乙醇漂洗液应每使用一轮后更换。无水乙醇应每周更换一次，可加入 Silica-Gel 片剂，以保持无水乙醇的无水。

（12）二甲苯应该在颜色变浅时更换，含水的二甲苯会呈乳白色。无水乙醇中加入 Silica-Gel 片剂可降低二甲苯被水污染的程度，这种片剂也可加入二甲苯中，吸收二甲苯中的水分。

（13）有人使用 50％，70％，80％，95％ 乙醇梯度水化以减少细胞的破坏，但 Gill 使用一步法替代水化，细胞破坏未见增加。

（14）污染控制：苏木素、EA、橙黄 G6 应该每天至少过滤一次，尤其是在对含癌细胞的涂片进行染色后。妇科标本与非妇科标本应分别染色。为避免交叉污染，建议将富含癌细胞的，以及公认的易于脱落的细胞涂片单独染色。一旦发生了交叉污染，所有的染料和溶液必须全部过滤或丢弃。

（二）H.E 染色法

常规 H.E 染色中苏木素染液的 pH 值约为 7，此时细胞核的化学成分电离产生 H^+，所以被阳离子型的碱性染料剂所着色。伊红染液为弱酸性，细胞的化学成分从溶液中获取 H^+ 而成为带正电荷的阳离子，因此与阴离子型的酸性染色剂（伊红）相结合，染成红色，这就是 H.E 染色分别显示胞核和胞浆的机制。H.E 染色主要适用于针吸细胞学涂片，也适用于浆膜腔积液离心涂片以及含黏液较多和细胞丰富的痰涂片。特点是染色效果稳定，细胞核与细胞质对比鲜明，核的结构清晰，方便与组织学切片对照。尤其是随着近年来细胞蜡块（Cell Block）制作技术的发展（具体制作 CB 的方法参见针吸细胞病理学章节），H.E 染色在细胞病理学检查中的作用越来越重要。不过需要指出的是：H.E 染色与巴氏染色相比较其色彩单调，不利于上皮细胞成熟度分析，尤其对 HPV 感染后的特异性着色表现较差，故不推荐在巴氏涂片中使用该染色法。

1.试剂配制

（1）苏木素染液、盐酸-乙醇液和稀碳酸锂液（具体参见巴氏染色章节）。

（2）伊红。

伊红	16g
重铬酸钾	8g
苦味酸（饱和水溶液）	160ml
95％乙醇	160ml
蒸馏水	1280ml

将伊红和重铬酸钾溶解于水中，再加入苦味酸和乙醇。

2.染色步骤

（1）将已固定的涂片蒸馏水洗 15min。

（2）Harris 苏木素 1～2min，取出后流水漂洗干净，直到除去多余的染色剂，大约 1min。

（3）0.5％盐酸乙醇浸泡 2～3 次，或直到涂片变为红色，然后流水冲洗 30s。

（4）稀碳酸锂溶液蓝化 1min，涂片变蓝色，流水漂洗干净，约 15min。

(5)50％乙醇浸泡 15min。

(6)伊红大约 20s,流水冲洗直到除去多余的染色,大约 15min。

(7)脱水、透明、封固(具体参见巴氏染色章节)。

3.染色结果。细胞核呈深蓝色,胞质呈淡玫瑰红色,红细胞呈淡红色。

4.注意事项

(1)染色时应保持各试剂和染液的清洁和纯净。染液中如有沉淀或碎渣应及时过滤,苏木素染液如表面有金黄色结晶应在用前刮去。

(2)苏木素染色时间应根据染液的新旧、染液对细胞着色力的强弱和室温条件灵活掌握。新配染液,首次染色时应镜下观察染色效果。

(3)盐酸分化的掌握是染色成败的关键。如分化不当,导致细胞着色不均。以肉眼观察颜色呈鲜紫红色为好。

(4)蓝化要充分。为防止对伊红液的拒染,应流水充分漂洗或用自来水加温蓝化。

(5)伊红着色要适中,不宜过深或过浅,以致核浆模糊不清。

(6)染色后,乙醇脱水要充分。若涂片滴入二甲苯液出现混浊或云雾状,系脱水未尽,应退回重新脱水。

(7)封片时,冬天要注意口鼻呼出的热气不要接触到载玻片,同样在潮湿的季节,封固动作必须迅速,以避免空气中的水分进入封固剂,影响镜检和涂片久存。

(8)近年来,H.E 全自动染色机的应用渐广。应当指出使用无需分化的进行性苏木素染液更为适宜,比如 Mayer's 苏木素等。

(三)改良 May-Grŭnwald-Giemsa(MGG)染色法

中性染色剂即酸性染色剂和碱性染色剂的复合物,又可称为复合染料,是由碱性染料(色碱的盐)和酸性染料(色酸的盐)配制而成。MGG 染液由迈-格氏(May-Grŭnwald)染料(化学名为曙红亚甲基蓝Ⅱ,即伊红美蓝)及姬姆萨氏(Giemsa)染料两种成分混合配制而成。前者对胞浆着色较好,后者对胞核着色较好,两者合用兼有两种染色的优点,又省去了原法染液分别配制、分别染色之麻烦。适用于胸腹水、尿液、乳头溢液等空气干燥细胞学涂片及细针穿刺的细胞涂片染色,具有简单、省时,并能有效地显示胞浆、胞核的微细结构及细胞内外某些化学物质等特点。若配合常规 H.E 染色,对某些病变的诊断常能起到决定性的作用,尤其在造血系统的细胞涂片和恶性淋巴瘤涂片中的应用。

1.试剂配制

(1)May-Grŭnwald 试剂:May-Grŭnwald 原液(可保存 2 星期)。

伊红-亚甲蓝	1.0g
纯甲醇	100ml

May-Grŭnwald 工作液:

May-Grŭnwald 原液	40ml
纯甲醇	20ml

(2)Giemsa 液。

Giemsa 原液:

天青Ⅱ-伊红	0.6g
天青Ⅱ(37℃孵育 3h)	0.16g

甘油	50ml
纯甲醇	100ml

Giemsa 工作液：

Giemsa 原液	10ml
蒸馏水	90ml

2. 染色步骤

（1）May-Grünwald 工作液 5min。

（2）流水冲洗 1min。

（3）Giemsa 工作液 15min。

（4）流水冲洗 1～2min。

（5）空气干燥，不用封片。

3. 染色结果。细胞核呈蓝色，胞浆粉红至玫瑰色，细菌蓝色。

4. 注意事项

（1）有报道将自然干燥的细胞涂片滴加数滴甲醇预固定。甲醇具有强大的脱水力，可将细胞固定在一定形态及增加细胞结构的表面积，提高细胞对染料的吸收作用，同时由于甲醇吸附染色液中的水，使染色液升温，加速染色反应。

（2）染色时间常与染液用量及室温有关，室温高染液用量多，时间短，几分钟即可染完。一般用 2～3 滴染液加 1～2 倍缓冲液稀释，染色 20～30min 即可。涂片中多黏液及脂肪时，应延长染色时间。

（3）宜镜下观察控制染色时间，以取得最佳效果。MGG 染色过深时，可滴几滴甲醇并将涂片稍作倾斜、晃动片刻，再用自来水轻轻冲洗，即能达到染色变浅的目的，且减轻背景颜色，观片更清晰。染色过浅时，重新染色并延长时间即可。

（4）因某些原因未经酒精固定就已干燥了的较薄细胞涂片，不适宜做 H.E 染色，如改做 MGG 染色，则是很好的补救办法，有助于诊断。

（四）姬姆萨染色法

姬姆萨（Giemsa）法染色液是天青色素、伊红、次甲蓝的混合液。姬姆萨染色使细胞核着色较好，结构显示较清晰，并能较好的显示胞浆的嗜碱性程度，特别对嗜天青、嗜酸性、嗜碱性颗粒着色较清晰，色泽纯正。最适于血液涂片，用以染血球、疟原虫、立克次体以及骨髓细胞、脊髓细胞等的染色，在光镜下呈现出清晰的细胞及染色体图像。

1. 试剂配制

（1）Giemsa 原液。

天青Ⅱ-伊红	2.0g
天青Ⅱ	1.0g
天青 B-伊红	1.0g
天青 A-伊红	0.5g

将 250ml 甘油与 250ml 甲醇混合，在该溶液中溶解所有染料，室温过夜，振荡混合物 5～10min，然后倾入黑色罗口瓶中，不用过滤，窜温保存。

（2）Giemsa 工作液。

将 5ml Giemsa 原液与 65ml 水混合。

近年来的改进配方：

（1）Giemsa 原液。

Giemsa 粉	0.5g
甘油	22ml

将 Giemsa 粉置于研钵内先用少量甘油与之充分混合，研磨至无颗粒；然后将剩余的甘油混在一起，56℃保温 2h 后，加入 33ml 纯甲醇，保存于棕色瓶内。

（2）Sorensen 缓冲液（pH6.81～7.38）。

pH6.81：Na_2HPO_4（1/15mol/L） 50ml＋KH_2PO_4（1/15mol/L） 50ml

pH6.98：Na_2HPO_4（1/15mol/L） 60ml＋KH_2PO_4（1/15mol/L） 40ml

pH7.17：Na_2HPO_4（1/15mol/L） 70ml＋KH_2PO_4（1/15mol/L） 30ml

pH7.38：Na_2HPO_4（1/15mol/L） 80ml＋KH_2PO_4（1/15mol/L） 20ml

（3）Giemsa 工作液。用 pH6.81～7.38 的 Sorensen 缓冲液，按 1：9 比例取 Giemsa 原液和 Sorensen 缓冲液混合配成 Giemsa 工作液。

2.染色步骤

（1）蒸馏水快速浸洗 15 次。

（2）Giemsa 工作液 2h。

（3）1％醋酸快速浸洗 1 次。

（4）吸水纸吸干。

（5）100％甲醇，直到只有轻微蓝色从涂片进入甲醇液中再取出涂片。

（6）二甲苯Ⅰ、Ⅱ各浸洗 10 次，中性树胶封片。

3.染色结果。细胞核呈紫蓝色或深紫色，胞浆呈粉红色，其中嗜酸性颗粒粉红色，嗜天青、嗜碱性颗粒紫蓝色或深蓝色。红细胞橙黄色或浅红色，淋巴细胞紫蓝色。

4.注意事项

（1）有报道将自然干燥的细胞涂片滴加数滴甲醇预固定 10min，或用 1：3 醋酸/甲醇固定 30min。

（2）Giemsa 工作液，稀释后液面应浮露金黄色金属光泽，表示染液起了作用，否则染色失败。

（3）改进 Giemsa 工作液可缩短染色时间至 10～15min，但染色液宜现用现配，保存时间不超过 48 小时。

（4）改进 Giemsa 工作液所用缓冲液 pH 值要准确，否则影响染色效果。

（5）用染色缸染色前应先用小片滤纸刮除液面的氧化物后，再进行染色。

（6）染色后可用多量蒸馏水急速冲洗，以免沉淀物玷污涂片，不能洗脱。

（7）染色过深，可表现为镜下细胞变小，核与浆均呈深蓝黑色，结构不清，红细胞呈碱性色。可能原因：染色时间过长，染液过多或染液偏碱，夏季染色过程中甲醇挥发。染色过浅，可表现为胞浆、浆内颗粒及核均不着色或着色过浅，红细胞亦不着色。可能原因：染色时间过短，染液过少或染液偏酸。

（8）如染液过碱，可向其中加 1％醋酸少许，或将涂片浸于 95％酒精中数秒，然后冲洗。染色偏酸较少见，可新旧染液混合使用，借以调整其 pH 值，或于染液中加 2％碳酸钠适量。

（9）染前用蛋白酶等进行处理，再行姬姆萨染液染色，在染色体上可以出现不同浓淡的横纹样着色。

（五）Romanowsky-Giemsa 染色法（R-G 染色法）

在血涂片或白血病细胞形态学检查中，国际血液学标准化委员会（ICSH）推荐使用罗氏（Romanowsky）染色法，目前国内多采用瑞氏（Wright）染色法、Giemsa 或 Wright-Giemsa 混合染色法。1978 年 Wittekind 等指出用纯天青 B 及伊红 Y 可得到完美的 Romanowsky-Giemsa 染色（R-G 染色），美蓝可省去，这项工作已被 Galbraith（1980）、Marshall（1981）和 Lapen（1982）重复证实。应用显微分光光度计显示，R-G 染色之后，核有 3 个吸收波段：A_1（15400/cm，649nm）、A_2（16800/cm，595nm），这是 DNA 与天青 B 的单体及二聚体结合的结果；第 3 个吸收波段称为 RB（18100/cm，552nm），被认为是 DNA-高聚合天青 B-伊红 Y 的复合物，也就是 Giemsa 染色中细胞核呈紫色的基础。胞浆染色的吸收光谱也有 3 个带（pH≈7）：A_1（15300/cm，654nm）、A_2（16900/cm，592nm）及 A_3（17600/cm，588nm）。出现这 3 个波段的原因被归因于 RNA 与天青 B 的单体、二聚体或多聚体结合的结果。将"标准"液染色后的各种血细胞进行色泽分析，结果发现纯天青 B 及伊红 Y 两种染料各有两个聚合状态（单体和二聚体）。这 4 种成分在各个血细胞的结构中的比例不同，因而形成血细胞多色彩的表现。现将 Wittekind（1987）使用的 R-G 染色法介绍如下。

1.试剂配制

（1）R-G 贮存液。

天青 B	750mg
伊红 Y（酸）	120mg

将天青 B 溶于 75ml 二甲基亚砜（DMSO），伊红 Y 溶于 25ml 二甲基亚砜（DMSO），混合后，置于深色瓶中，室温下可贮存数月。

（2）羟乙基哌嗪乙硫磺酸（HEPES）pH6.5 缓冲液。

100×贮存液（1mol/L）：23.8g HEPES 溶于 90ml 双蒸水中，用 1mol/L NaOH 调 pH 至 6.5，然后用水定容至 100ml，过滤除菌，分装小瓶（2ml/瓶），4℃或−20℃保存。使用前取 99ml 双蒸水加入 1ml 贮存液，最终应用浓度为 10mmol/L。

（3）R-G 工作液。

染血片，以 1∶50V/V 的 HEPES pH6.5 缓冲液稀释；

染骨髓片，以 1∶25V/V 的 HEPES pH6.5 缓冲液稀释。

2.染色步骤

（1）涂片常规甲醇固定。

（2）入 R-G 工作液，血片染 10～30min；骨髓片染 15～35min。

（3）过缓冲液。

（4）过蒸馏水。

（5）晾干，有价值的片可二甲苯透明，封片后永久保存。

3.染色结果。细胞核依细胞成熟度不同而呈梯度染色改变，在以往专著中各种颜色如 Digg 等描述为亮红到深蓝，Miale 认为是紫色到蓝色，Wintrobe 则形容为紫红色到蓝紫色，胞浆呈粉红色。

4.注意事项

（1）湿片固定和空气中晾干的标本的 R-G 染色有差别，空气中晾干对核着紫色有稳定作用。

（2）pH 对 R-G 染色的影响，类似 Giemsa 染料的 pH 值对红细胞色泽的影响，pH 低时，伊红着色，pH 高时呈蓝绿色。由于天青 B 仍与负电荷结合，pH7～8 时，R-G 染色效果中的紫色深于 pH6～5 时，当 pH3.5 时，R-G 染色效果全部抑制，只出现两种颜色即蓝绿色的核和红色的细胞浆。

（3）缓冲液成分对染色结果也有影响，其中以 HEPES 缓冲液 pH6.8 效果最好，这是由于二价酸的盐效应较好，它不与组织中阳离子形成不溶性化合物。当缓冲液浓度达到 0.05mol/L 时，R-G 染色变浅。

（4）劣等的甲醇和乙醇对 R-G 的影响极大。由于 DMSO 有利于天青 B-伊红 Y 复合物的稳定，能溶解多量伊红 Y，不挥发，毒性低，易与甲醇及水混合，并对空气中干燥红细胞的耐受性优于甘油，因而被用来代替甘油。

（5）由于染色后细胞中各种成分的不同色泽取决于天青 B（单体及二聚体）和伊红 Y（单体及二聚体）4 种成分的比值。因此染液中天青 B 与伊红 Y 的比值必然影响染色结果。用纯天青 B 和伊红 Y 的重量比为 15：1 时可得到外周血和骨髓都满意的血细胞染色。建议采用安全比例，即碱性染料的量超过酸性染料。

（6）Horobin（1987）研究 R-G 染色的时间影响，当延长染色时间到 28 小时，结果所有细胞成分均染成紫色，故 R-G 染色中的紫色选择性只是一个反应速度现象。

附：R-G 染色出现问题的可能原因如下表所示。

问题	可能原因
1. 玻片上出现沉淀	（1）缓冲液浓度太高； （2）甲醇（或 DMSO）含量太低； （3）染液太陈旧； （4）温度太高。
2. 染色浅（色调平衡）染料含量少	（1）染料不纯； （2）称量或稀释错误； （3）染料沉淀（见 1）。
3. 白细胞核呈蓝色或中性粒细胞无颗粒	（1）染料含量太少（见 2）； （2）甲醇（或 DMSO）含量太高； （3）pH 太低； （4）染色时间长。
4. 中性粒细胞呈"中毒"	（1）pH 太高； （2）染色时间长； （3）AzureB 浓度太高。
5. 红细胞及嗜酸性颗粒太蓝	（1）pH 太高； （2）缓冲液不合适； （3）染色时间太长。

（六）Diff-Quik 染色法

Diff-Quik 实际是 Romanowsky-Giemsa 染色的改良法（具体参见 R-G 染色章节）。Diff-Quik 溶液 Ⅰ 包含伊红。Diff-Quik 溶液 Ⅱ 包含天青 A 和亚甲蓝（美蓝）。亚甲蓝是一种不纯的染料，容易氧化为一、二、三甲基硫堇等次级染料。因此，用本染料液染色后，在同一涂片上,可以看到各种不同的色彩,例如血红蛋白,嗜酸性颗粒为碱性蛋白质,与酸性染料伊红结合呈粉红色,称为嗜酸性物质;细胞核蛋白和淋巴细胞胞浆为酸性,与碱性染料美蓝或天青结合呈蓝色,称为嗜碱性物质;中性颗粒呈等电状态与伊红和美蓝均可结合而呈淡紫色,称为中性物质。Diff-Quik 是商品化的试剂,最早用于鉴别寄生虫,近年来发现此类染色对 FNAC 检查实用价值巨大,由于其快速、简单且可永久保存,可作为 FNAC 样初查,是鉴定细胞数量多少、穿刺质量好坏的快速手段。

1.试剂配制

(1) Diff-Quik 染液。Diff-Quik 是商品化的试剂,可订购而无需自己配制。Diff-Quik 溶液Ⅰ包含伊红、缓冲液和 0.001％叠氮化钠;Diff-Quik 溶液Ⅱ包含天青 A 和亚甲蓝及缓冲液。

(2) 醋酸乙醇液。

95％乙醇	368.0ml
蒸馏水	132.0ml
醋酸	1.25ml

先将乙醇和水混合,然后慢慢滴加醋酸。该液可置于室温下保存数月。

2.染色步骤。可严格按商品化的试剂说明进行,主要步骤如下:

(1) 甲醇固定(空气干燥后)或直接入 Diff-Quik 固定液 1min。

(2) 入伊红缓冲液即 Diff-Quik 溶液Ⅰ 2min。

(3) 入亚甲蓝缓冲液即 Diff-Quik 溶液Ⅱ 4min。

(4) 蒸馏水快速浸洗 2～3 次,每次 1～2s。

(5) 用醋酸乙醇液漂洗 1～2s。

(6) 蒸馏水浸洗 2～4 次,每次 5s。

(7) 水洗后即刻湿片镜检。

(8) 晾干,有价值的片可二甲苯透明,封片后永久保存。

3.染色结果。细胞核呈蓝色,胞浆、胶原、肌纤维呈多色调的蓝色和粉红色,细菌包括幽门螺杆菌呈深蓝色,真菌(包括霉菌、酵母菌和伞菌等)呈深蓝色。

4.注意事项

(1)Diff-Quik 染色的注意事项类似于前述 Giemsa 染色和 R-G 染色。

(2)相比而言 Diff-Quik 染色在染色时间上具有明显的优势,且 Diff-Quik 染色后的涂片不需脱色即可进行巴氏染色。

(3)在同一张染色片中偶见染色程度的差别,尤其对于未经处理的黏稠度较高、碎屑较多的标本,Diff-Quik 染色后的背景差,可能严重影响正常的形态学评估。

(4)由于细胞染色对氢离子浓度十分敏感,冲洗用水应近中性,冲洗应快速,否则可导致各种细胞染色反应异常,以致识别困难。

(5)建议使用 Diff-Quik 染液一周后废弃,平均每日可染片 20～30 张。

(6)Diff-Quik 染色可应用于组织切片,幽门螺杆菌感染的胃组织或任何感染革兰氏阴性菌属(如大肠杆菌)的组织片可染色阳性对照。

(七)PAS 染色法

PAS(Periodic Acid Schiff)染色是一项极其有用而应用广泛的技术,其原理是含有乙二醇基或氨基烷基氨衍生物的物质(绝大多数为多糖分子)被过碘酸氧化为双醛,双醛与 Schiff 试剂(无色品红液)结合,形成不溶解的洋红色复合物。对这种染色呈阳性反应者包括糖原及含有多糖分子的一大类物质(详见《病理规范》),为了进一步鉴定和区分这些物质,可通过一系列酶消化对照、阻断反应和其他染色技术作为补充手段。

1.试剂配制

(1)0.5％过碘酸水溶液。

过碘酸	0.5g
蒸馏水	100ml

溶解后用小口磨砂瓶盛装,4℃冰箱保存,使用前恢复至室温。

(2)无色品红试剂(Schiff 试剂)。

碱性品红	1g
蒸馏水	100ml
偏重亚硫酸钠(或钾)	2g
IN 盐酸	20ml
活性炭	0.3g

水加热至沸腾,离开热源,冷却至 60℃,加入碱性品红。过滤后加入偏重亚硫酸钠(或钾)和盐酸,将该溶液倒入有盖的黑瓶中,室温下放置 18～24h。加入活性炭,剧烈摇动 1min。过滤溶液,0～5℃储存,试剂变粉红色时应丢弃。

(3)偏重亚硫酸钠溶液。

原液:10％偏重亚硫酸钠水溶液

工作液:5ml 原液与 100ml 蒸馏水混合

(4)Pal's 漂白粉。

草酸	0.5g
亚硫酸钾	0.5g
蒸馏水	100ml

(5)1.0％固绿 FCF 醋酸溶液。

固绿 FCF	1g
醋酸	100ml

(6)Weigert's 铁苏木精。

溶液 A:

苏木精	1g
95％乙醇	100ml

溶液 B:

29％水合三氯化铁	4ml
蒸馏水	95ml
浓盐酸	1ml

工作液:等量的 A 与 B 混合。

2.染色步骤

(1)经 95％乙醇固定的涂片蒸馏水浸洗 15 次。

(2)过碘酸 10min。

(3)自来水冲洗 10min 后,蒸馏水 15min。

(4)品红试剂 15min。

(5)偏重亚硫酸钠Ⅰ、Ⅱ、Ⅲ各 2min。

(6)自来水冲洗 10min。

(7)Weigert's 苏木素 4min 后,自来水冲洗 5～10min。

(8)Pal's 漂白粉浸洗 1 次后,自来水冲洗 5min 后,蒸馏水浸洗 15 次。

(9)固绿浸洗 1 次。

(10)95％乙醇和无水乙醇脱水,二甲苯透明,中性树胶封片。

3.染色结果。所有的糖原和真菌呈红色,细胞核呈蓝色,背景绿色。

4.注意事项

(1)淀粉酶消化的 PAS 染色,除在"过碘酸-雪夫"反应(PAS)染色过程中第 2 步之前将涂片放入淀粉酶溶液中消化 20min 外,其余染色过程同 PAS 染色。

(2)淀粉酶溶液。

　　　麦芽糖淀粉酶(《美国药典》)　　　　0.5g
　　　蒸馏水　　　　　　　　　　　　　　100ml

(3)所有的含糖成分,包括糖原、原菌,在标准 PAS 染色涂片中均为 PAS 阳性(碱性品红红色)。糖原在淀粉酶处理的涂片中不染色。

(4)试剂配制过程中所用玻璃器皿均要求化学洁净。

(5)试剂要求高纯度,碱性品红以相对分子质量 337.85,并注明亚硫酸钠实验合格者为佳,偏重亚硫酸钠应有较浓的刺激性硫气味。

(6)Schiff 液中含有足够的 SO_2,可使试剂保持稳定,故 Schiff 液宜用小口磨砂瓶严格避光保存于 4℃冰箱中。

(7)无色品红建议滴染,用后即弃。若溶液呈淡红色,应弃之不用。

(8)控制过碘酸氧化(浓度 0.1％～0.5％,时间 8～10min),可较少产生人为假象。

(9)宜用 Weigert's 苏木素浅染或不复染。

(10)糖原易溶于水,固定前不能用水洗,宜将细胞涂片直接置于固定液中。

(八)抗酸染色法

抗酸染色,在痰液的细胞学检查中有利于抗酸杆菌的确认和鉴别。抗酸杆菌属分支杆菌,常见的为结核杆菌和麻风杆菌。抗酸杆菌的细胞壁中富含脂质成分(分支菌酸和长链脂肪酸),能结合碱性染料(如苯甲烷染料碱性品红和新品红)并抵抗酸-乙醇的强脱色作用。显示抗酸杆菌传统采用 Ziehl-Neelsen 法,染液中采用无水乙醇最大限度地溶解碱性品红,并以苯酚作媒染剂,提高染料的染色性能,使苯酚碱性品红(又称石炭酸品红)与抗酸杆菌牢固结合。现以 Ziehl-Neelsen 法为例加以说明。

1.试剂配制

(1)苯酚碱性品红液。

　　　碱性品红　　1g　　　　　无水乙醇　　　10ml
　　　苯酚　　　　5g　　　　　蒸馏水　　　　95ml

先将碱性品红溶于无水乙醇,再将苯酚稍加温溶于蒸馏水,然后混合,使用前应过滤。

(2)3%盐酸水溶液或3%盐酸乙醇。

(3)0.1%亚甲蓝(美蓝)水溶液或碱性美蓝溶液,即美蓝乙醇饱和溶液加0.01%氢氧化钾。

2.染色步骤

(1)入苯酚碱性品红液60℃温箱中1h,或滴加石炭酸复红溶液布满涂片加热至染色液出现蒸汽,时间为3～4min。

(2)流水洗去多余染液。

(3)滴加3%盐酸乙醇脱色,至涂片呈淡粉红色为止,流水冲洗。

(4)滴加0.1%碱性美蓝溶液,复染10～30s,直至1min。

(5)95%乙醇分色5～10s。

(6)脱水、透明、封固。

3.染色结果。抗酸杆菌呈鲜红色,杆状,略弯曲,散在或成簇分布,细胞核及背景呈淡蓝色。

4.注意事项

(1)苯酚碱性品红液易出现沉淀,滴染时应过滤或小心吸取上清液。配制时可将其中碱性品红配成碱性品红乙醇饱和液10ml。

(2)染色可进行加热处理,以促进染液对菌体穿透,作用时间可延长至11h不等。

(3)3%盐酸乙醇脱色应在镜下控制至杆菌显示清晰。

(4)对于专门用来证实抗酸菌时,推荐使用Zenker固定液。

(5)抗酸性取决于细菌细胞的完整性和其中所含脂质。改良Wade-Fite法不经乙醇脱水,可避免破坏菌体内的脂质。麻风杆菌的抗酸性甚弱,在适合于显示麻风杆菌的Wade-Fite法中,以硫酸代替盐酸作分化剂。

(6)抗酸染色还可应用于FNAC的特殊染色。

第三节　细胞病理学标本的镜检规范(检验中程序)

显微镜下认真仔细阅片,观察分析每一细胞形态的细微变化,是作出正确细胞病理学诊断的最重要环节。这既需要细胞病理学工作者具有多学科临床与病理专业知识,更要求其具有严谨、认真、科学的工作态度,以达到正确诊断的最终目的。

一、阅片前的查对制度

1.阅片前,阅片医师在完成与技术室制片人员交接手续后,首先应查对每一例标本患者涂片的编号、数量、类别等是否与申请单一致。若有不符必须查明原因,或直接与相关责任人联系,直至确认两者完全相符后方能阅片。

2.详细阅读细胞病理学检查申请单中的临床资料,包括年龄、性别、标本采取部位、病史、体征、既往检查资料、检查要求及临床诊断。若申请单填写不够详细或需补充必要的相关资料时,应及时与送检临床医师联系,也可直接查询受检患者,进一步了解相关病情,包括影像学资料等,以助诊断。

3.对因各种原因造成涂片制作、染色质量不佳,影响诊断者,应及时要求技术室重新制片染色,或重新取样检查,后者应在细胞病理学检查申请单中说明并提出处理意见,签名后告知相关部门。

二、阅片

1. 应细心、严格按阅片程序进行。首先应肉眼观察涂片的特点,留意样本的形状,以免镜下阅片时遗漏局部区域细胞。

2. 根据个人阅片习惯,可采用自左向右或自上而下的推片方式。要求首先应用低倍镜按区域顺序认真检视和初筛涂片的每一标本区域,以了解涂片材料及细胞成分和分布状况、染色情况等。初筛过程中选择具有诊断价值的细胞、间质成分及涂片背景伴随物区,转换高倍镜详细观察其形态特征和彼此关系,必要时可转换油镜进一步辨认。应避免 40× 高倍镜直接初筛阅片,造成细胞大小、性质的误判,此时可用同一涂片红细胞、白细胞或淋巴细胞作为参照值评估。

3. 阅片中发现涉及诊断价值的主体细胞要进行重点认真的观察、分析和鉴别,并重视其与涂片中其他细胞、间质成分、背景伴随物的关系和特征变化,进行综合分析,以作出病变正确判断。对涂片具有诊断价值的异常细胞要求应用标记笔在其周围画点或画圈作出标记,以便于事后复查或进一步讨论研究。

4. 从事细胞病理学阅片诊断工作,要严格按诊断人员准入资质要求,实行分级阅片制度。有条件的单位要实行三级复片制,以避免错、漏诊的发生。

5. 对疑难、少见的细胞涂片或难以决定的诊断,提倡加强科内读片讨论,也可结合组织病理学的对照,细胞化学、免疫组织化学等方法辅助检测,或重取材检查。必要时也可外送兄弟单位进一步会诊确诊,切忌武断或草率作出诊断结论。

6. 细胞病理学诊断工作中的结果分析原则上应根据细胞形态学的特征为定论,然亦应防止脱离临床的单纯细胞学形态思维或过度依赖与附和临床资料而脱离细胞形态依据的客观标准所作出的诊断推论。故必须提倡客观、合理的综合分析,以得出科学的诊断结果。

第四节 细胞病理学诊断报告与书写规范(检验中程序)

细胞病理学检查是诊断病理学检查重要的组成部分,也是临床医师向细胞病理学医师提出的一种特殊形式的会诊。一份正确的细胞病理学诊断报告书不仅具有疾病诊断的可信性,也具有一定的权威性,从而为临床明确疾病性质、制订治疗方案、评估预后及总结诊治经验提供重要依据,同时很多情况下也是一份具有法律效力的医疗文件,其报告书写必须十分确切、严谨和规范。

一、细胞病理学诊断报告书的基本内容

细胞病理学诊断报告书是细胞病理学医师应用诊断病理学的理论、技术和个人专业经验,对送检标本进行细胞学检查,并结合临床资料,通过综合分析,对具体病变的性质进行判断或提供有用参考信息的书面结论。一份完整的细胞病理学报告书其基本内容应包括以下方面:

（1）检查报告单位医疗机构的名称（可包括具体签发报告的科室名称）。

（2）被检患者姓名、性别、年龄，送检医师或单位（科室），门诊/住院号、送检或收验日期。

（3）检查标本的细胞学类型、类别及编号。薄层液基细胞学检查必须注明检验方法（如应用薄层液基制片技术装置和/或试剂的机型及相关资料）。

（4）标本必要时的肉眼描述，如样本质量的评估，吸取标本的数量、外观及现状等。

（5）细胞病理学的描述性诊断。

（6）备注：作为细胞病理学诊断的某些补充说明（如诊断相关技术的检查结果，病变相关的文献解释或认识等）或参考建议（如建议进一步其他相关检查、重检、活检、科外会诊、密切随访等）等必要提示。

（7）诊断报告医师的签名和报告日期。

二、细胞病理学诊断报告的表达模式（类型）

细胞病理学检查作为诊断病理学的分支学科，在疾病诊治上具有与组织病理学诊断相类似的重要地位及作用，不允许出现错误的判断和对检测结果任意的解读。因此，规范诊断标准和诊断术语，统一报告内容和方式就尤为重要。结合目前国内外细胞病理学的发展现状，并与临床治疗需要相适应，建议推荐使用文字描述性细胞病理学诊断报告模式，弃用传统巴氏五级及数字式三级分类法的报告模式，对特殊类别检测项目则推荐采用特殊规定框架式报告模式，如：妇科细胞病理学检测要求一律使用 The Bethesda System（简称 TBS）报告系统分类模式，以与组织病理学诊断相适应。

完整的文字描述性细胞病理学诊断应包括靶组织的解剖部位（即标本取自何组织或器官）＋细胞病变的性质和/或疾病分类学名称＋备注（必要时），根据对病变判定的程度不一，细胞病理学诊断大致可分如下类型：

1. 完全明确的诊断。通过取材部位细胞学涂片能明确解剖学的特征性表现，并能明确对病变的疾病学分类的诊断。如：涎腺多形性腺瘤；痰涂片找到癌细胞（小细胞癌）等。有些病变虽能明确性质，然无法确认其来源器官或组织者，可根据临床提供的资料，将靶组织部位用括弧表明，如（左肺纤支镜毛刷）低分化鳞状细胞癌；（左肝叶 CT 引导下肿块穿刺涂片）肝细胞肝癌；（腹水）涂片找到腺癌细胞等。有些病变仅能明确良、恶性诊断，而不易鉴别其组织学类型者，为基本明确的诊断，也应视为完全明确的诊断范畴，此类诊断对临床确定治疗方案同样具有指导意义。如（颈部）淋巴结恶性淋巴瘤，（胸水）涂片找到恶性肿瘤细胞等，此时可备注建议进一步病理活检等明确类型。

2. 不能完全明确、然具有重要参考意义的诊断。常发生于受检病变有效细胞数量少，细胞形态缺乏足够特征变化（不甚典型）或处于交界性状态。尽管细胞形态提示具有重要参考价值，然常难以作出肯定明确的诊断，此时可根据不同情况的需要，采用不同的诊断表达方式，在描述性表述基础上作出具意向性的诊断意见。如采用"找到异型增生细胞或可疑癌细胞"，"首先考虑……"，"……可能大"，"符合……"，"不排除……"等诊断用语。此类病例通常应结合临床其他检查结果，综合分析或采取重复检查、活检等措施进一步确诊。

3. 描述性诊断。指因取材部位不正确，细胞数量过少；标本制片程序中某环节处理不当导致涂片质量不佳等多因素；涂片中缺乏病变细胞学特征性变化或现有成分不具有诊断价值，如涂片仅为出血、囊液、黏液成分，又无法归结为明确的疾病或病理过程的形态变化。

此时仅能将所见形态如实描述,不作明确诊断,在报告中简要说明原委,并提示临床重检。

4. 凡经本科室和/或科外病理会诊的疑难病例,应在细胞病理学报告书中说明,并分列各方面病理会诊意见,以供临床参考。

三、细胞病理学报告书的书写

1. 细胞病理学诊断报告书必须由医疗机构具合法资质的注册病理医师签发。细胞病理学诊断报告书的表述力求严谨、规范、简明扼要,文字应工整,关键用语必须正楷书写,严禁文字涂改。

2. 推荐统一使用计算机文字处理打印报告,若采用图文报告者,一般应采集具代表性的高-低倍镜图片1～2幅。应用TBS系统诊断报告者,应严格按最新版本的软件生成系统格式报告。避免诊断用语的随意更改或同时采用TBS以外用语的混杂使用。

3. 所有细胞病理学诊断报告书应由诊断医师亲笔签名有效,不宜使用名字图章或计算机打印文字。在签名前,诊断医师应仔细审核诊断报告的各项内容,以防错漏。在有条件的单位,提倡建立初筛复审制度或双签名制,以杜绝错、漏诊的发生。病理科(细胞病理学室)应有细胞病理学诊断报告结果的备份存档,以便备查。

4. 细胞病理学医师一律不得签发虚假诊断报告。诊断报告书的遗失,原则上不予重发,特殊情况需经病理科主任(或细胞病理学室负责人)同意后,方可以"抄件"形式补发。

四、细胞病理学诊断报告书的签发期限及发送

1. 细胞病理学诊断报告书签发期限是指接收标本至诊断报告书送出的时间,原则上在两个工作日内完成。

2. 特殊检查项目(如细胞蜡块组化染色、免疫细胞化学染色、疑难病例会诊、分子细胞生物学检测、大规模体检等标本)时间可酌情推延。延发报告病例,诊断医师应及时与临床医师联系或通过"延发细胞病理学诊断报告通知单"形式书面告知临床医师或患者。

3. 细胞病理学诊断报告书应由专人送至各送检科室,并由正式工作人员履行报告签收登记手续。

4. 细胞病理学诊断报告书送发同时,应做好细胞病理学诊断登记工作,以便备查。

第五节 细胞病理学的资料管理(检验后程序)

细胞病理学工作资料是病理质量和信息管理的基础信息资源,是患者疾病诊治过程中原始记录文件,是医院医疗基础水平的重要体现,是医院医学科研、教学及评价病理医疗质量的重要资料,也是司法部门处理有关医疗案件的证据。确保资料的真实、完整、有效,是质量体系有效运作的体现,因此各病理科细胞病理学室应加强资料管理工作,有条件单位则应实行计算机管理程序。其基本要求:

一、标本的存放

标本接收进入检验程序后,原则上要求剩余标本保存至病理细胞学诊断报告发出以后,

阳性病例应保存至报告发出后两周,具传染性标本如痰液标本以及体液性标本等保存困难者除外。留剩标本应做好必要的固定处理,按编号程序存放于冰箱或专柜。标本存放到期后应交由医疗废物处理中心(或相关部门)统一清理,并做好存放处理交接登记手续。

二、档案资料的保管

1. 细胞病理学检查资料存档是为了以后便于随时查对和进行系统研究,为此应做好日常存档工作。细胞病理学室必须设立档案资料室,制定档案资料管理制度(包括资料归档、借用、归还和整理保存等手续)。

2. 档案资料室根据工作量的实际情况,应有一定的空间,并配备防潮通风设备和采光条件。室温应控制在≤40℃,湿度应控制在85%,并配备有防火、防漏、防水等安全措施。室内应保持清洁,不得堆放与档案无关或易燃、易爆物品及化学试剂。档案室根据资料性质不同应分区存放。

3. 诊断报告发出后,必须及时做好结果登记,资料按编号顺序或不同类别分类存档。

4. 细胞病理学检查申请单、细胞涂片、登记本资料(包括计算机光盘)均为存档的主要医学资料。申请单、诊断报告书备份等文字资料应按时定期装订成册、存档。

5. 细胞病理学涂片应用盖玻片封固。细针吸取细胞病理学涂片、其他细胞病理学阳性涂片、免疫细胞化学、分子细胞病理学涂片保存期限原则上等同于病历规定,不得少于15年。液基薄层细胞学、非妇科脱落细胞学阴性涂片,也应短期保存,期限不得少于1年,以便复查。

6. 资料室应由专人管理,非本部门人员出入资料档案室应登记备案。

7. 档案管理员应定期对各种资料进行清理,并对保存到期的相关资料及时整理(包括相关科室管理程序性文件等),经科主任批准后销毁。

三、细胞病理学档案资料的借阅及管理

1. 为便于病人求诊转院治疗需求,一般应同意病人持借阅医院的借片单,出借细胞病理学资料(包括常规涂片、免疫细胞化学等涂片和必要的文字资料)。没有借阅医院的借片单,须有本院医务科签具的同意出借病理资料的书面意见书,方可出借。

2. 拟外借的涂片需经原签发诊断报告的医师或科主任复核后方能出借。

3. 病人或家属须按医院规定办理借片手续,支付押金。押金在涂片归还时全额退还。出借涂片的期限原则上本市为两周,外地为一个月,无故逾期不还者则不办理押金退还手续。病人归还病理资料时,应同时提交借片回执,若回执未按约定填写会诊单位意见,押金原则上不予办理。

4. 在特殊情况下,病人亦可向所在医院申请要求外院病理科医师前来阅片会诊,所需会诊费用由病人承担。

5. 由于涂片资料的不可复性,借阅者借阅期间若使涂片破损或遗失,除需支付赔偿费用外,借阅者应填写破损或遗失说明,签名备案,原单位则以原始记录承担相应的医疗责任。

6. 凡涉及医疗纠纷的细胞病理学资料,病理科(或细胞病理学室)原则上应按法律程序提供有关资料,任何个人不得私自调阅和借阅。

7. 病理科应有专人负责病理资料的出借工作,并认真填写借片单据、押金管理。若发现借片回执意见与原诊断不符时,应及时将情况向原诊断医师或科主任反映。

第六节　细胞病理学的会诊(检验后程序)

细胞病理学会诊是院际间的一种病理会诊形式,其目的是为了进一步确立诊断或解决疑难病例的确诊,使病员得以进行正确、及时的诊治。

一、细胞病理学会诊的目的

1. 因患者转院诊治需要,借用原有单位细胞病理学资料于另一就诊单位细胞病理医师进行进一步复阅确认诊断的正确性。

2. 因疑难或罕见病例难以肯定诊断,主动请求其他医院有经验的细胞病理学医师协助诊断。

3. 因本单位技术条件所限,需外送其他就诊医院进行相关免疫细胞化学、分子细胞学等特殊技术检查的病例。

4. 患者或家属方要求借用细胞病理学资料请求上级医院或有经验的外院细胞病理学医师会诊。

5. 因其他要求的会诊。

二、细胞病理学会诊过程中应注意的事项

1. 会诊单位应有专用的会诊登记本,详细登记会诊病人姓名、会诊片编号、原会诊单位意见及本科会诊结果等项目,以便查对。

2. 会诊单位应指定有经验的诊断医师进行会诊。有条件的地区应推动建立地域性或省级细胞病理学会诊中心。

3. 会诊医师在会诊前必须详细了解病人的病情、原诊断单位的意见及病人申请会诊的目的和要求,以避免引起不必要的医疗纠纷。

4. 会诊医师的诊断意见与原诊断意见相似或无原则性差别时,在书写会诊意见时应注意用词,尽量保持与原诊断一致。如确需有所变动应向病人口头说明,以避免因文字书写的差异而导致病人或家属的误解。

5. 若诊断意见与原单位诊断意见有原则性的分歧时,应尽可能与原诊断单位的病理科取得联系,加强沟通。

第七节　细胞病理学室的信息管理(计算机管理)

随着病理信息的急剧增加,计算机的应用使病理学工作者能够更系统、更全面地掌握医学信息,促进医疗技术水平的提高,亦为临床科研、教学提供了一个良好的平台。因此,细胞病理学室应加强细胞病理学信息的全面管理,以防止因各种方式损坏计算机信息管理系统,保护患者免受因资料丢失或改变而导致的伤害。

一、信息管理的职责

细胞病理学信息管理实行医院、病理科、细胞病理室三级信息管理员制。

1. 医院信息管理员由院信息科工作人员担任,负责病理科信息系统的设施设备保护、系统安全防范、程序维护等。

2. 病理科信息管理员应负责病理科所有资料的汇总、整理、统计、数据检索与储存、上报等工作。

二、信息管理的要求

(一)信息管理的环境

1. 计算机设施及设备应保持清洁,妥善维护并放置在符合通风要求的位置和环境中。

2. 应在计算机部件及其存放区域内配备适当的方便取用的灭火设备。

3. 应对穿过交通区域的电线和计算机线缆进行保护。

4. 应具备不间断电源供应(UPS)的条件。

5. 应保护信息设施,避免无关人员接触。

(二)信息管理的操作程序

1. 应有一套完整的计算机程序手册(可以是电子形式),以备所有经授权的计算机用户使用。

2. 应由实验室负责人或被指定的专门负责此项工作的人员对实验室的计算机程序手册定期进行复核、批准。

3. 应有书面程序对火灾或硬件/软件出现故障时,为保护数据和/或计算机设备而需采取的措施进行规定。

(三)信息管理的系统安全

1. 应对计算机程序进行充分保护,以防止无关的或非授权的用户对其进行更改或破坏。

2. 应就计算机系统的授权使用制定严格的政策。该政策应该明确授权哪些人可以接触患者资料,哪些人可以输入患者结果、更改结果、更改账单或改变计算机程序,并制定适当的计算机安全措施。

(四)信息管理的数据输入和报告

1. 应定期将报告中的患者数据与原始输入数据相比较,以保证数据传输的完整性,并检查在数据传输、存储以及处理过程中出现的错误。

2. 如果在一个系统内保存着表格的多份备份,应定期对这些备份进行比较,以保证所使用的各备份之间的一致性。应有适当的复制或比较程序。

3. 在最终接受及由计算机发出报告之前,应该要求对报告结果进行审核,签发。

4. 应建立审核机制,使实验室可以识别接触或修改过患者数据、控制文件或计算机程序的所有人员,并对检查结论及报告修正建立责职权限。

(五)信息管理的数据检索与储存

1. 存储的患者结果数据和档案信息等应在患者医疗护理所需的一定时期内便于检索

查询。

2. 计算机应该可以完全复制存档的检验结果,还应包括检验结果所附的任何警示、脚注或解释性备注。

3. 根据各机构的不同要求,在规定的时限内,应该可以"在线"检索患者和实验室数据。

4. 应对数据存储媒体,如磁带、磁盘等正确标识,妥善保存并避免被损坏或被未授权者使用。

5. 应有有效的备份以防止硬件或软件出现故障时丢失患者结果数据。

6. 应对计算机报警系统(通常是指检验硬件和软件运行的主计算机控制台)进行监督,并定期测试,以确保其正常运行。

(六)信息管理的硬件与软件

1. 应有对计算机所有硬件进行预防性维护的书面程序和完整记录,以备随时取用。

2. 应对系统备份时检查到的错误及所采取的纠正措施进行记录,并向相关负责人员报告,并对更改情况进行确认、审核和记录归档。

3. 实验室负责人或此项工作的指定负责人员应负责准确有效地向申请检验的医师传送检验结果,并且应负责对计算机系统内所有可能影响患者医疗护理的更改进行批准。

4. 计算机信息管理系统应根据实际工作的状况不断加以完善,并对使用人员进行培训。

5. 应制订书面的突发事件处理方案,以解决在计算机系统发生故障时引起的服务问题,保证及时有效地报告患者结果。

第八节 细胞病理学室的咨询服务管理

细胞病理学工作的咨询服务目的是为了满足临床医生或患者及其家属的需求,为临床诊疗提供优质的服务,及时完善改进本部门的质量管理体系,确保临床医生或患者及其家属对本科工作质量的信心。

一、咨询服务的职责

1. 科主任负责保证本科具备良好的技术能力和资源,能够为临床医生或患者及其家属提供良好的服务。

2. 细胞病理学实验室负责人收集临床医生或患者及其家属对细胞病理学检查工作的意见。

3. 由科主任授权人员对临床医生或患者及其家属提供专业的咨询服务。

二、咨询服务的要求

1. 细胞病理学检查工作人员均应与服务对象保持沟通和友好合作,对服务对象的诸如检验重复的次数、所需要的样品类型等要求,提供建议,必要时提供对检验结果的解释。

2. 应随时收集临床医生或患者及其家属意见,细胞病理学诊断医生应定期与临床医生进行交流,讨论如何利用实验室服务,并就学术问题进行咨询,用于改进质量管理体系,这些交流应记录归档。

第九节　细胞病理学室的投诉与解决

细胞病理学工作的投诉与解决涉及客户(包括来自临床医生、患者或其他方面的客户)的合法权益和本科的信誉,是实现质量方针的重要环节。病理科应建立质量信息反馈系统,收集、分析服务对象满意和不满意的信息,正确处理客户或其他方面的申诉,找出差距,作为持续质量改进的依据。

一、投诉解决的职责

1. 细胞病理学实验室工作人员负责受理、回复客户申诉。
2. 细胞病理学实验室负责人负责申诉的调查和处理,并组织实施纠正措施。
3. 病理科主任负责申诉和处理的最终裁定。

二、投诉解决的要求

1. 实验室工作人员受理和答复,且无论申诉是否成立,都要尽快回复。
2. 实验室负责人调查申诉是否成立,并进行处理,及要求有关人员采取纠正措施。
3. 相关人员在确认申诉事实后,应寻找原因,并实施纠正措施和预防措施。
4. 当服务对象申诉涉及对本科的方针或程序,或认可和认证准则的符合性及实验室的检验质量有疑问时,实验室质量负责人应及时对本科的质量管理体系的有关领域进行附加审核。
5. 细胞病理学检查质量管理员将申诉的受理、处理方法的全过程形成记录文件,归档保存,妥善保管。
6. 质量负责人对申诉的信息进行统计分析,确定服务对象及上级行政主管部门的需求和期望及需改进的方面,得出的结果提交管理评审。

第十节　细胞病理学室的纠正和预防措施

细胞病理学室的纠正措施是在确认出现不符合检验工作、技术操作中出现偏离质量管理体系政策和程序的情况时所采取的纠正措施,消除并防止不符合项工作的再次发生,不断改进质量管理体系和检验工作的质量,保证质量体系的有效运行。预防措施是在分析并消除潜在的不符合原因情况下采取预防措施,以减少不符合原因的发生。

一、纠正和预防措施的职责

1. 细胞病理学室负责人负责对本部门工作范围内出现的不规范现状(不符合项工作)及问题进行原因分析、调查,提出并实施纠正措施和预防措施。
2. 病理科主任负责内审方面纠正措施和预防措施的审批和监督实施。

二、纠正措施的要求

1. 在检验工作、质量管理体系或技术运作中,当识别了不符合项后,责任人应按制定的《纠正措施控制程序》实施纠正措施并提出预防措施。

2. 细胞病理学室应对问题发生的根本原因进行调查、分析,并提出纠正措施,所采取的纠正措施应是最能消除问题和防止问题再次发生的措施。

3. 在对问题纠正调查活动或制定纠正措施的过程中,引起有关文件(质量手册、程序文件、作业指导书等内容)的变更要制订成相关文件加以实施,并完善预防措施。

4. 识别人员对本部门工作范围内不符合检验工作的纠正、预防措施进行跟踪验证,以保证纠正和预防措施得到有效控制。

5. 问题纠正调查活动所形成的记录、纠正措施的内容和结果的验证,由纠正和预防措施所引起的质量管理体系文件的任何修改,均应执行和归档保存。

第十一节　细胞病理学与临床、组织病理学的密切联系

细胞病理学作为组织病理学诊断重要的互补诊断方法,在临床医学诊治工作中起到了极其有益的作用,然由于该技术存在获取样本的局限性、制片满意程度和诊断者水平等诸多因素的影响,不可避免存在一定的诊断风险和错漏诊现象。因此,必须加强与临床的联系沟通,加强与组织病理结果的对照观察,紧密协作,以获取更多的诊断信息,及时发现和纠正失误,不断总结经验。与此同时,制度性举行各种形式的会诊和读片会、临床病理讨论会,无疑对促进细胞病理学的学术交流,提高诊断水平,杜绝错漏诊的发生,起到积极的作用,应予坚持和提倡。

第四章

细胞病理学工作的质量管理及监控

第一节　细胞病理学质量管理体系

一、质量管理体系的建立

实施有效的质量管理体系是提高细胞病理学工作管理水平和技术水平的重要手段,各级医疗机构应结合本单位人力资源和工作范围,建立、实施与保持适用于本科室的质量管理体系,确保本科全体人员知悉、理解、贯彻执行质量管理体系文件,以保证本科的细胞病理学工作符合规定要求。本章内容系根据中国合格评定国家认可委员会 ISO 15189《准则》的相关规定,重点介绍建立质量管理体系的一些基本要素,各级医院细胞病理学室在质量管理工作中应认真参照相关要求,并结合我省和本单位质控工作的实际状况和发展需求,努力实践,逐步完善。

二、质量管理体系的工作职责

科主任负责主持建立质量管理体系,根据本科工作范围、性质及发展方向,制定本科细胞病理学室的质量方针和质量目标。质量负责人负责组织建立、实施和保持质量管理体系,促进质量管理体系的持续改进。质控组在质量负责人领导下,确保质量管理体系的正常运行并负责质量管理体系文件的控制。

三、质量管理体系的文件控制

质量管理体系文件是质量管理体系的书面文字表达,介绍一个组织的质量方针、目标和公正性承诺以及质量管理体系要素所涉及的各项活动的目的、范围、控制要点、控制方法与执行记录等。所有质量管理体系有关的文件均能唯一识别,包括标题、版本或当前版本的修订日期、修订号,或以上全部内容、页数、授权发行、来源识别等。

质量管理体系文件应包括质量手册、程序文件、作业指导书和记录等描述质量管理体系的一整套文件,其关系见下页示意图。

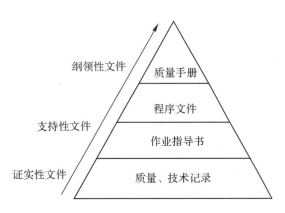

质量管理体系文件示意图

（一）质量手册

质量手册为质量管理体系的第一层次文件,是阐明细胞病理学检查工作的质量方针并描述其质量管理体系的文件。它对内是该组织的纲领性管理文件,对外是该组织质量保证能力的文字表达,使需服务的对象确信本组织的技术和管理能力能达到《准则》的要求。质量手册主要描述质量管理体系,介绍细胞病理学室概况、质量方针、目标、机构、管理职责和其他要素的控制要求。各级医疗机构的细胞病理学室应根据本单位的实际,制订适合本部门的质量手册。

1. 质量手册内容

（1）封面、目录和前言；

（2）质量手册的批准令；

（3）组织的质量方针、质量目标；

（4）手册适用范围,包括删减内容；

（5）手册引用的标准依据；

（6）手册采用的术语和定义；

（7）质量管理体系总要求及管理职责、资源管理、产品实现、测量分析改进各过程的相互作用及控制和要求,必要时可纳入有关程序文件；

（8）有关程序文件、质量作业文件及质量记录目录清单。

2. 质量手册编写结构（供参考）

第一部分　概述

　　　　批准令……………………………………………

　　　　目录………………………………………………

　　　　修订页……………………………………………

　　　　病理科（细胞病理学实验室）概况………………………………

　　　　质量方针与质量目标……………………………………

　　　　公正性声明………………………………………

　　　　质量手册说明……………………………………

　　　　质量手册管理……………………………………………

第二部分　管理要求

　　　　组织和管理………………………………………………

　　　　质量管理体系…………………………………………

（二）程序文件

程序文件为质量管理体系的第二层次文件,是程序的书面文字表达,通常质量管理体系所涉及的各项质量活动都应建立程序,编制程序文件。程序文件应按5W1H[谁做（WHO）、何时做（WHEN）、何地做（WHERE）、为何做（WHY）、做什么（WHAT）以及怎样做（HOW）]的要求进行展开,必要时可用流程图表辅助说明。程序文件一般不涉及纯技术性的细节,需要时可引用相关作业指导书。通用程序的描述,实施质量管理体系要素涉及的部门和人员的职责、权限与活动。

1. 程序性文件应包括以下内容(供应用参考)

序号	程序文件名称
1	保护机密信息程序
2	确保公正性程序
3	监督管理程序
4	文件控制程序
5	合同评审程序
6	开展新项目的评审程序
7	委托实验管理程序
8	仪器设备采购控制程序
9	检验试剂耗材控制程序
10	医疗咨询服务管理程序
11	投诉处理程序
12	不符合检验工作控制程序
13	纠正措施控制程序
14	预防措施与改进控制程序
15	记录管理程序
16	内审管理程序
17	管理评审程序
18	检验工作管理程序
19	人员培训及考核管理程序
20	设施和环境管理程序
21	仪器设备管理程序
22	标准物质管理程序
23	量值溯源管理程序
24	检验方法确认程序
25	数据控制程序
26	允许偏离控制程序
27	检验结果的质量保证程序
28	测量不确定度评定程序
29	标本采集管理程序
30	检测报告管理程序
31	标本管理程序
32	实验室事故报告与处理程序
33	人员准入程序
34	突发公共卫生事件的处理程序
35	检测流程控制程序

2. 每项程序文件编写结构

——封面

——正文部分

——目的:应说明为什么开展该项活动

——范围:应说明活动涉及的(产品、项目、过程、活动……)范围

——职责:应说明活动的管理和执行、验证人员的职责

——工作程序(内容):应详细阐述活动开展的内容及要求

——质量记录:应列出活动用到或产生的记录

——支持性文件:应列出支持本程序的第三层文件

——附录:本程序文件涉及之附录均放于此,其编号方式为附录 A、附录 B,以此顺延。

(三)作业指导书

作业指导书为质量管理体系的第三层次文件,是实验室质量活动的操作性文件,根据内容不同应包括如下几类:

1. 管理规定(管理办法或管理制度)通常用来规定基层(部门或岗位)的管理要求和管理方法。主要包括:

(1)工作职责

——科主任工作职责

——主任医师工作职责

——副主任医师工作职责

——主治医师工作职责

——住院医师工作职责

——细胞病理学筛查员工作职责

——主任技师工作职责

——副主任技师工作职责

——主管技师工作职责

——技术员工作职责

(2)工作制度

——实验室工作制度

——诊断室工作制度

——技术室工作制度

——检查标本送检须知

——检查标本巨检制度

——标本采集、接收、处理制度

——标本制片及检测流程交接制度

——阅片前查对制度

——诊断报告书写、审核、签发制度

——资料管理使用、归档、保存及借阅制度

——细胞病理学会诊制度

——档案室工作制度

——检测人员培训和考核制度

——易燃易爆、化学危险品、有毒试剂的管理制度

——实验室生物安全(污水及废弃物处理)管理制度

——试剂的配制与管理制度

——医院感染管理制度

——仪器设备使用与保养制度

——质量管理体系审核制度

——医疗差错(事故)登记及报告制度

——患者所有权维护、保密制度

——患者申诉处理制度

——便民服务措施、服务时间承诺

——意外情况应急预案及处理程序

——医疗事故处理预案

——医疗事故防范预案

2. 操作规程。通常用来指导仪器设备操作。例如,离心机操作规程。编写内容包括:技术参数、适用范围、操作步骤、标本要求、注意事项、仪器维护、期间核查、相关记录。

3. 检验细则。用来规定各种细胞病理学检查要求和检查方法,通常作为细胞病理学检查的标准或检测方法标准的补充和细化。

四、记录

记录为质量管理体系的第四层次文件,是表述为阐明所取得的结果或提供所完成的活动的证据的一种文件,记录可以是书面的,也可以贮存在任何媒体上,如磁盘、录像、照片等。

1. 根据记录的内容不同可分两大类

(1)质量记录。包括内部审核、管理评审、纠正措施和预防措施记录、人员培训教育考核记录、评价采购活动记录、质量管理体系管理活动等的记录。

(2)技术记录。包括表格,工作单,工作手册,核查表,工作笔记,控制图,外部和内部的检测报告及校准证书,客户的信函、文件和反馈。

2. 记录的编制要求

(1)记录要与程序文件、作业指导书和标准、规范要求相适应。

(2)记录内容完整而不重复。

(3)记录的形式要表格化,格式要分类统一。

(4)记录要真实、准确、清楚、及时并便于追溯。

第二节 细胞病理学工作的质量控制

一、细胞病理学工作质量控制的组织

(一)建立三级病理质控管理网络

细胞病理学室的质量控制是全省临床病理质量控制的一部分,为有效地开展细胞病理

学工作的质控管理,根据卫生行政部门的要求,细胞病理学的质控由省、市、县医院病理科三级病理质控组织负责,实行省市中心定期决策、职能机构组织推动、逐级管理、分级负责的工作方法,有计划、有步骤地开展细胞病理学室内、室间质控活动。

1. 省临床病理质控中心负责细胞病理学质量控制标准的制订、指导、督查,为卫生行政部门提供医疗质量管理的决策依据,并实施全省各级医院细胞病理学质量评价。

2. 各市临床病理质控中心负责对地区内的各级医疗机构病理科细胞病理学质量控制标准的推广、检查及评价工作。

3. 各县病理科临床病理质控小组负责对质控方案的实施。

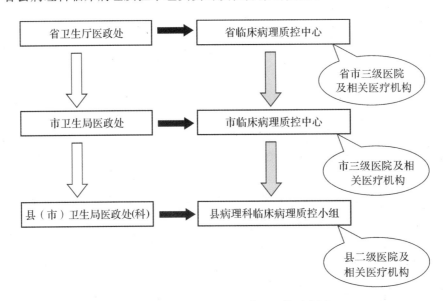

浙江省临床病理质控三级管理网络示意图

(二)逐步建立临床病理质控内审员制度

根据省卫生厅"医疗质量持续改进计划",省中心应加强对各级病理管理人员的质量培训,建立病理质量管理员队伍。在此基础上,在三级医院开始试点建立病理质控内审员制度,并逐步向二级医院推广。病理质控内审员参与医院病理科的日常业务和管理工作,对病理质量管理中存在的问题提出持续改进的建议和意见,推进医疗质量和安全管理水平提高。

二、细胞病理学工作的室内质量控制

细胞病理学室的室内质控是指科室内部按各级医院病理科细胞病理学室规定要求所作的自我检查、自我评估和持续改进,从而达到及时发扬优点、克服缺点、不断提高的目的。它是医院病理科质控工作的重要组织部分,也是保证病理科各项规章制度得以执行的重要措施。

(一)细胞病理学室的室内质量保证

1. 制订细胞病理学室规范化制度

标准化工作是质量管理的基础工作,各级医疗机构应系统制订病理科细胞病理学室切实可行、行之有效的各项规章制度和管理标准,并以行政文件形式公布,以体现标准和制度的权威性和严肃性,从而使标准化管理行有依据,查有出处。

2. 开展全员质量教育活动

质量教育的深入与否对质量意识的树立和质控工作好坏有重要的影响。现代的科学管理制度必须由具有高度责任心和严谨科学态度的人来执行。只有充分提高全体人员的质量意识,才能使质量管理富有成效,由此各级医院病理科应以多形式、多渠道进行全员质量意识教育,支持和鼓励科室人员积极参加省、市病理质控的各种活动,并列入考核的内容之一,从而推动全面质控管理工作的开展。

3. 内部审核及管理评审

内部审核是一项重要的有计划、有步骤的正式质量活动,这是质量管理体系自身的规定和要求,也是对体系的自我改进机制。其根本目的是使质量管理体系符合标准的要求,持续改进,保证其有效性,同时为管理评审提供重要信息。内部审核应按内部审核程序,制定详尽的工作计划、审查方案和具体的工作流程,明确内审的目的、范围、执行者的职责。

管理评审是层次更高的实验室全面自我检查,其收集的信息、材料更加全面广泛。有来自实验室内部的报告和外部的信息,如客户和评审机构的意见和建议、上级政府部门的指示。对输入的管理评审信息应进行深入的分析,便于改变观念、调整思路、制定相应的策略,适应内外部环境的变化,保证质量管理体系继续有效运行。

(1)内部审核及管理评审目的

1)内部审核的目的。内部审核是实验室自行的审核,是一种自我约束、自我诊断、自我完善的活动,主要目的是发现问题、解决问题、促进内部交流与合作、提供培养和发现人才的机会、展示质量保证能力、促使质量管理体系持续地保持其有效性。

2)管理评审的目的。管理评审通常是为了对质量管理体系达到现行质量目标的适应性做出评价,对质量管理体系与实验室内外变化的适应性做出评价,修改质量管理体系文件,使质量管理体系更有效运行。明确了管理评审的目的,管理评审工作就会更有实效。

(2)内部审核及管理评审的内容

1)内部审核的内容

①符合性审核——确定质量管理体系运行情况是否符合计划的安排

所建立的质量管理体系是否符合体系标准和实际情况的要求,运行过程是否符合体系文件的要求,最终的结果是否满足客户和标准的要求。

②有效性的审核——确定质量管理体系文件是否得到有效的实施

所谓"有效性"即在规定的范围和规定的时限内,所有相关的人员、部门或活动均已按照质量管理体系文件的要求开展工作,并且对体系文件所规定的目的和内容都恰如其分地给予体现。

③适合性的审核——确定质量管理体系是否适合并达到预定的目标

2)管理评审的内容

①分析质量管理体系的符合性,对内部质量管理体系审核结果的分析,包括内部质量管理体系审核报告、纠正措施实施情况、内部质量管理体系审核工作的效果等。对质量管理体系等文件的分析,包括修改情况分析、补充情况分析、实施情况分析等。

②分析质量管理体系的有效性:包括结果质量情况、过程质量情况、质量方针是否得到有效贯彻、质量目标实现情况的分析、客户投诉是否减少或得到满意的解决、是否针对客户

投诉采取了有效的纠正和预防措施等。

③分析质量管理体系的适应性：对于出现的新情况来说，标准是否更改，技术手段、组织机构、客户要求等是否发生变化；对于出现的新需求来说，原来的体系是否有效，是否需要补充和修改。

④其他需要评审的事项，重要的纠正和预防措施是否适当，是否有其他重要的纠正和预防措施要批准，对体系的修改或补充是否适当，是否有重要的修改或补充内容需要批准等。

（3）内部审核及管理评审的实施过程

1）内部审核的实施过程。它主要是针对现场审核中介绍审核要求（见面会）、搜集客观证据、整理不符合项报告，形成内部审核报告、总结会等方面展开的。

2）管理评审的实施过程。它包括制订管理评审计划、组织准备、管理评审会议、现场检查、评审报告、评审后的持续改进工作。

（4）内部审核及管理评审的报告

1）内部审核的报告一般应包含以下内容：

——报告编号

——审核的目的、范围和依据

——审核日期和方法

——审核组成员名单（姓名、部门、职务等）

——审核结果（不符合项数量、分类及评价）

——审核结论（质量管理体系符合性、有效性、适合性及质量保证能力）

——审核组长签名及实验室负责人确认标识

——附件目录（如内部审核日程安排表、核查表、不符合项报告、见面会和总结会签到表等）

——分发范围清单

2）管理评审的报告一般应包含以下内容：

——评审概况：包括进行本次管理评审的原因、目的、内容、实际做法、参加评审的人员、评审日期等

——对质量管理体系运行情况及效果的综合评价

——针对实验室面临的新形势、新问题、新情况，质量管理体系存在的问题与原因

——关于采取纠正措施或预防措施的决定及要求

——管理评审的结论：管理评审一般应对以下三个问题做出综合性评价结论

a．质量管理体系各要素的审核结果

b．质量管理体系达到质量目标的整体效果

c．对质量管理体系随着新技术、质量概念、社会要求或环境条件的变化而进行修改的建议。管理评审报告、资料和记录，要形成档案、妥善保存

（5）内部审核及管理评审的组织

1）内部审核的组织管理。内部审核由病理科主任，或由病理科主任指定高年资的诊断医师及技术人员组成内部审核小组，内部审核人员要了解并体现质量管理体系审核的基本原则，并应对内部审核所发现不符合项的纠正措施落实情况予以跟踪确认，整个审核活动应由内部审核组长负责管理，内部质量管理体系审核的结果提交管理评审。

2）管理评审的组织管理。管理评审应由医院质控人员、病理科主任或病理科质量负责

人、细胞病理学室负责人组成评审组,对内部审核的结果加以分析评审。

(6)内部审核及管理评审的自我评估周期

1)内部审核自我评估周期。每月或每季度选择不同内容进行细胞病理学室室内质量自我检查评估,并做记录,全年完成所有项目的内部审核。

2)管理评审自我评估周期

①年度管理评审:每年进行一次,对该年度的质量体系运行情况进行评审。

②适时管理评审:

在下列情况下,由病理科主任提出,可适时地制订计划进行相应的管理评审。

a. 当有关法律、法规、标准及其他要求发生变更时。

b. 当本科的组织结构发生重大调整时。

c. 当本科发生重大质量事故或相关方连续投诉时。

d. 当科主任认为有必要时,如认证前的管理评审。

(二)细胞病理学室的技术质量控制

1. 细胞病理学制片的质量控制

(1)严格规范细胞病理学标本的申请、送检、验收、标识、登记等工作程序,完成记录。

(2)标本的取材应根据不同检测样本,按规范要求完成标本取材工作。

工作质量评价:优秀——取材规范,选择满意,细胞量大,杂质少

合格——取材规范,选择不满意,细胞量中,有杂质

不合格——任意取材,量少,杂质多

(3)标本的制备要求涂片涂抹薄厚均匀,太厚会使细胞过多而重叠;太薄则细胞数量太少,影响检出率。适宜涂片应在镜下可见每个视野内均匀分布有效诊断性细胞。

工作质量评价:优秀——薄厚均匀

合格——部分薄,部分厚

不合格——太薄或太厚

(4)标本固定如选用巴氏、H.E染色,应立即放入95%酒精或其他固定液内固定,使细胞形态保持完好。根据标本的来源、性质及染色方法的不同,应选择不同的固定方式分缸固定。

工作质量评价:优秀——固定液选择正确,及时固定,固定时间控制正确,分缸固定

合格——固定不到位,不分缸固定

不合格——未及时固定,固定不佳

(5)标本的染色通常选择巴氏或H.E染色,而苏木精染色是最重要的环节。染色液的质量和染色时间应予保证和规范。

工作质量评价:优秀——细胞核呈深蓝色,染色质清晰,核仁呈红色;不同分化类型的鳞状上皮细胞,其胞质颜色各异;不全角化细胞呈现粉红色,角化前细胞呈淡蓝或淡绿色;红细胞呈橙色或鲜红色,白细胞的细胞质呈淡蓝绿色;黏液呈淡蓝或粉红色。胞浆胞核分界清晰,脱水、透明效果较好。

合格——细胞核呈深蓝黑色,染色质尚清晰,核仁呈红色;各分化类型的鳞状上皮细胞胞质颜色正常;胞质胞核分界尚清晰,脱

水、透明效果尚可。

　　不合格——细胞核呈深蓝黑色,染色质不清晰;各分化类型的鳞状上皮细胞胞质颜色正常;胞质胞核分界不清晰,脱水、透明效果不佳。

　　(6)细胞病理学制片外观评价:细胞涂片经染色程序后按规定进行封片、编序。

　　工作质量评价:优秀——涂片标识明确,标签、盖玻片位置规范,树胶量适中,无明显气泡。

　　合格——尚存在不足,包括标签贴歪、盖玻片不正,树胶溢出,有气泡。

　　不合格——无标记,错号,无盖玻片等。

　　(7)细胞病理学制片质量自我评价:优良率(包括优秀＋合格比率)三级医院≥95％,二级乙医院≥90％。

　　2.细胞病理学诊断的质量控制

　　(1)严格规范细胞病理学诊断的阅片前查对、阅片、诊断、报告、签发、归档、报告查询等工作程序,以及工作量监控和诊断医师的能力评估,并记录在案。

　　(2)由于病理细胞学检查在标本采集、涂片制作、镜检分析到确定诊断的全过程中,每一个环节都存在着可能造成诊断误差的因素。细胞病理学诊断准确率低于活检和冷冻诊断准确率,一般在80％～95％。虽然允许细胞病理学诊断存在一定的偏离,但假阴性率,即漏诊率不得大于10％,假阳性率,即误诊率不得大于1％。因此要求细胞病理学诊断医师在阅片时,一要全面,二要仔细,三要不断学习。在不能独立确定诊断时,可采取科内集体讨论,或请上级医师复诊或会诊,并做好相应的记录。

　　1)假阴性。假阴性是指将恶性肿瘤误诊为良性病变或漏诊。假阴性的诊断将使临床医师和病人产生假的安全感,贻误病情,从而失去早发现、早诊断、早治疗的机会。

　　造成假阴性的主要原因:

　　a.未取到病变部位组织或混入过多血液成分或坏死组织,恶性细胞成分并未涂上。

　　b.囊性病变时仅吸取到囊液,未能吸取到囊壁有形成分。

　　c.因炎症、放射线或药物等使细胞变性退化。

　　d.染色不佳、涂片不当。

　　e.诊断医师经验不足或粗心未能仔细阅片,以致误诊、漏诊。

　　2)假阳性。假阳性是指将非恶性肿瘤的病变误诊为恶性肿瘤。此结果势必误导临床医师,从而对病人采取过度的治疗措施,甚至是残毁性治疗,给病人带来不可弥补的精神和机体伤害,甚至引起法律纠纷。因此,必须强调,细胞病理学诊断应最大限度地杜绝假阳性诊断结果的发生。

　　造成假阳性的主要原因:

　　a.因涂片制作不良,人为造成胞体肿大,核弥散性深染的细胞误认为恶性细胞。

　　b.炎症或其他因素引起的高度反应性增生误诊为恶性细胞。

　　c.胸腹水等体液中细胞脱落后继续生长、繁殖,形成特殊形态的细胞,易误诊恶性细胞。

　　d.某些异位的上皮组织病变如涎腺、甲状腺、乳腺、子宫内膜等,均可出现在其周围组织或其他异位部位,误判为转移癌。

e. 淋巴结内密集的淋巴细胞误认为成堆未分化癌或淋巴瘤。

（3）细胞病理学诊断结果的评价

1）采用统计方法：Galen 和 Giacomini（1981）修订完善的国际公认的实验准确性（可靠性）诊断统计学方法。

准确性即可靠性，是由敏感度、特异度、假阳性率和假阴性率组成的总和概念。

评价实验数据所用的统计符号分别为：T（True），F（False），P（Positive），N（Negative）。四项指标系统关系见四项指标统计表。

四项指标系统表

细胞学诊断	最后证实诊断		合计
	阳性	阴性	
阳性	TP	FP	TP+FP
阴性	FN	TN	FN+TN
总计	TP+FN	FP+TN	TP+FP+FN+TN

TP（真阳性病例数）：即细胞病理学诊断为阳性或可疑阳性病例，经证实确定为阳性的病例数。

FP（假阳性病例数）：即细胞病理学诊断为阳性或可疑阳性病例，但经证实确定为阴性的病例数。

TN（真阴性病例数）：即细胞病理学诊断为阴性，经证实确定为阴性的病例数。

FN（假阴性病例数）：即细胞病理学诊断为阴性，但经证实确定为阳性的病例数。

a. 敏感度（sensitivity）：系指细胞病理学诊断为阳性和可疑阳性的几率。实际上它代表的是真正的阳性率，反映了细胞病理学诊断正确判断的几率。一个高敏感的诊断结果，其假阴性的病例数很少。统计公式：敏感度＝$TP/(TP+FN) \times 100\%$。

b. 特异度（specificity）：系指细胞病理学正确诊断为无病的几率，即真正的阴性率。统计公式：特异度＝$TN/(TN+FP) \times 100\%$。

c. 假阳性率（false positive rate）：系指某些实际上无病，而细胞病理学诊断错误地判断为有病的几率，也称为误诊率。它与特异度呈反比。统计公式：假阳性率＝$FP/(FP+TN) \times 100\%$。

d. 假阴性率（false negative rate）：系指某些实际上有病，而细胞病理学诊断错误地判定为无病的几率，也称为漏诊率。它与敏感度呈反比。统计公式：假阴性率＝$FN/(FN+TP) \times 100\%$。

e. 阳性预示值（positive predictive value）：病变存在于被诊断为阳性患者中的概率。统计公式：阳性预示值＝$TP/(TP+FP) \times 100\%$。

f. 阴性预示值（negative predictive value）：诊断为阴性患者中真正阴性的概率。统计公式：阴性预示值＝$TN/(TN+FN) \times 100\%$。

g. 总诊断准确率（overall diagnostic accuracy）：系指细胞病理学诊断除去假阳性和假阴性后，真正的阳性和阴性病例在整个被检人群中的百分比，即所谓"符合率"，它代表对全部标本真正的判定能力。统计公式：总诊断准确率＝$(TP+TN)/(TP+FP+TN+FN)$

×100%。

2)细胞病理学诊断工作绩效评价:总诊断准确率>90%。

3)可疑性诊断。可疑性诊断即不肯定的诊断,如"可疑细胞"、"不除外癌"。虽然它不便于临床疾病的确诊和治疗措施的选择,但可疑诊断是客观存在的,也是不可避免的。虽然可疑性细胞诊断具有不可避免性,但应尽量避免随意扩大可疑诊断的范围,可疑性诊断报告原则上应控制在5%~10%之间。为此应采取如下措施:

a. 必要的重复检查。

b. 建议做活检或其他诊断确诊。

c. 必要时临床会诊,共同商讨诊断和治疗问题。

三、细胞病理学工作的室间质量控制

(一)室间质评的目的意义

细胞病理学室间质控评价活动是各级医院病理科细胞病理学室之间的病理质量的评比(能力验证)和交流,是推动各级医院病理科细胞病理学质控工作全面提高的重要环节。各级医院病理科要在细胞病理学室室内质控基础上,积极参加细胞病理学室间评价活动,形成制度。

(二)室间质评的组织管理

细胞病理学室室间质评由省、市、县(市)三级质控中心(小组)负责实施。各级质控组织的职责见前述。

(三)室间质评的遵循原则

细胞病理学室间质控评价应遵循执行规范严格认真,质控评价实事求是,热情督导重在整改,公正、公平、公开,循序渐进、逐步提高的原则。

(四)室间质评的评价内容

1. 细胞病理学室组织建制的情况

(1)考核内容。

1)细胞病理学室医、技人员符合准入标准,且配置合理。

2)细胞病理学室用房面积、设施符合规范要求,布局合理。

3)细胞病理学室仪器设备符合规范要求。

(2)检查方法。现场查看,查阅材料。

(3)备查材料。包括且不限于下列内容:

1)细胞病理学室工作人员一览表、人员档案卡。

2)细胞病理学室工作人员医学毕业证书、执业医师证、执业注册证、相关培训岗位合格证的原件或复印件。

3)年细胞病理学工作量统计表。

4)细胞病理学室布局平面图。

5)细胞病理学室仪器设备一览表。

(4)考核评价。不符合要求者按项扣分。

2. 细胞病理学室室内质控的情况

(1)细胞病理学室质量管理体系的建设

1)考核内容。

①有质量管理体系组织,岗位职责明确。

②质量管理体系文件齐全,质量方针和目标准确、实际、具体;各项规章制度健全,符合要求;各级人员职责明确,质量管理体系各项运行程序符合规范要求。做到管理有章法、人人有职责、工作有计划、过程有记录、结果有评价。

③质量管理体系持续改进措施明确、成效明显。保证每季一次的内部审核和每年一次的管理评审。

④有健全的医疗行为和医疗费用告知制度,切合实际的细胞病理学诊断知情同意书和咨询服务措施。

⑤有完善的投诉接待、处理和结果记录制度。

2)检查方法。现场查看病理科服务承诺、收费公示、上墙制度等,查阅材料。

3)备查材料。包括且不限于下列内容:

①细胞病理学工作质量管理体系组织结构图。

②质量管理人员一览表。

③各级质量管理人员职责。

④公正性执行情况检查记录表。

⑤病理科细胞病理学室内部文件一览表。

⑥细胞病理学室质量手册。

⑦细胞病理学室各项工作程序文件。

⑧细胞病理学室各项管理制度汇编。

⑨细胞病理学室工作人员职责汇编。

⑩细胞病理学室仪器操作规程汇编。

⑪细胞病理学技术规范和标准目录(各种细胞学检查项目技术规范细则)。

⑫实验用试剂管理的完整记录(试剂一览表、年度试剂采购计划、试剂配制、使用情况表等)。

⑬仪器设备管理的完整记录(仪器设备验收报告、设备维修使用登记表、仪器(停用)报废单、设备档案卡、计量仪器经计量部门检定合格证明等)。

⑭细胞病理学室的咨询服务记录(细胞病理学检查知情同意书、专业人员与临床医生交流记录表等)。

⑮细胞病理学室的投诉解决记录(不满意度调查表、投诉处理回复表等)。

⑯不符合项的识别和控制记录(不符合项工作处理报告)。

⑰细胞病理学室的纠正措施记录(纠正措施处理单)。

⑱细胞病理学室的预防措施记录(预防措施编制、执行、监控计划表,预防措施报告等)。

⑲质控总结分析报告。

⑳质量监控活动评审报告。

㉑季度室内质量控制记录表(检验前、中、后),细胞病理学室年度内部审核资料(包括内部审核检查表、内部审核不合格项报告、内部审核报告等)。

㉒细胞病理学室年度管理评审资料(管理评审报告等)。

4)考核评价。文件、记录不齐全或不规范,执行不到位,酌情扣分。

（2）细胞病理学技术质量。

1）考核内容。

①细胞病理学技术符合规范操作程序。

②细胞病理学标本制片质量评价分为三级：优秀、合格、不合格。达标：三级医院优秀＋合格≥95％、不合格≤5％，二级医院优秀＋合格≥90％、不合格≤10％。

2）检查方法。

①查阅资料。

②抽查当年度各类细胞病理学涂片共计30例，检查制片质量。

3）备查材料。包括且不限于下列内容：

①细胞病理学标本的申请、采集、送检、验收、标识、登记等工作的完整记录（细胞病理学检查申请单、标本采集记录、标本接收登记册、标本制作流程交接登记、标本留存登记表等）。

②细胞病理学制片质量月自查记录表。

③细胞病理学制片质量自查年统计表。

4）考核评价。

①记录不全，不符合要求者按项扣分。

②制片质量影响诊断者不给分，不达标者酌情扣分。

（3）细胞病理学诊断质量

1）考核内容。

①执行细胞病理学诊断的阅片前查对、阅片、诊断、报告、签发、归档查询等工作程序。

②细胞病理学诊断符合规范报告格式。

③细胞病理学诊断准确率＞90％（假阴性率＜10％，假阳性率≤1％）。

④报告时间是否符合规定要求。

⑤医师日阅片工作量是否符合规定要求。

⑥诊断医师是否符合准入条件。

⑦执行三级复片制情况。

2）检查方法。

①查阅资料。

②抽查当年度细胞病理学阳性涂片10例，可疑阳性涂片10例，阴性涂片10例，检查诊断质量。

3）备查材料。包括且不限于下列内容：

①细胞病理学诊断登记本。

②抽查细胞病理学诊断结果。

③细胞病理学诊断迟发报告记录。

④细胞病理学诊断报告发放记录。

⑤非传统方式报告发放记录（包括电话，传真，邮寄，E-mail等）。

⑥会诊记录。

⑦诊断人员室内质控评价相关记录资料。

4）考核评价。

①记录不全，不符合要求者按项扣分。

②诊断原则性错误,按比例扣分。

③分型、分级不规范者酌情扣分。

④报告书写不规范者,按比例扣分。

3. 细胞病理学室信息、档案管理情况

(1)考核内容。

1)严格执行档案管理的规定,医师在诊断工作结束后,资料移交档案室时,有移交记录。所有文字资料按年份和顺序装订成册,上架或入柜。非文字资料(阳性涂片、TCT 片等)分类科学管理。

2)各种档案柜外面应写明年份和编号,方便查找。

3)执行信息管理规定,能够系统、及时、准确地分析和反馈有关医疗质量、安全、服务、费用和绩效的信息,满足医院管理和临床工作需要。

4)细胞病理学文件资料的借阅和归还。

5)档案室有专人负责,并严格遵守一切信息的保密要求。

(2)检查方法。现场查看,随机抽查相关资料。

(3)备查材料。包括且不限于下列内容:

1)保密执行情况检查记录表。

2)细胞病理学档案移交记录。

3)资料的借用和归还记录。

4)计算机信息资料的备份。各种登记、统计资料完整、正确,及时上报。

5)软件适用性验证记录。

6)文件、资料和记录调阅申请表。

(4)考核评价。

1)档案资料归档不规范,酌情扣分。

2)各种记录不全,酌情扣分。

3)计算机管理运行不畅,酌情扣分。

4. 细胞病理学室安全管理情况

(1)考核内容。

1)严格执行国家环境保护、实验室生物安全和劳动防护等法律法规。

2)实验室环境保护及人员防护符合规定。病理污水、污物有专用排泄系统,工作环境有毒气体浓度符合安全规定。废物处理合理,剧毒、易燃、易爆物品有专人保管,使用权限符合规定。

3)安全措施到位,定期检查,每年至少进行一次人员安全意识培训,每年至少进行一次安全大检查,每个月至少进行一次自查,有记录。

4)科室整齐、清洁、环境安静,工作人员衣帽整齐。

(2)检查方法。

1)现场查看通风、排污、医疗废物处理、分区及消毒等。

2)现场谈访,查看资料。

(3)备查材料。包括且不限于下列内容:

1)细胞病理学室安全、生物安全培训的有关记录。

2)剧毒、易燃、易爆物品保管使用制度执行的纪录和相关检测报告记录。

3)实验室事故处理报告及事故原因、性质和处理决定等资料。

(4)考核评价。室内环境卫生不符合卫生学要求、未建立危险物品管理制度均不得分，危险物品无专人保管、工作人员防护不到位酌情扣分。

5.细胞病理学室内务管理

(1)考核内容。

1)实行科主任负责制,有年度工作计划,措施落实,会议记录及工作总结资料齐全。

2)工作人员严格执行岗位责任制。责任到人,人人工作认真负责,不以权谋私,不相互推诿,不收病人财物。

3)定期召开科务会,认真讨论科室工作,解决存在问题,制订改进措施。

4)业务学习有计划并能按计划执行。

5)全年进修有培训计划,措施落实。

6)科室科研、论文开展的情况(根据各单位考核要求)。

(2)检查方法。现场查看,现场谈访,查阅资料。

(3)备查材料。包括且不限于下列内容：

1)科室工作计划、总结、各种会议记录。工作人员工作计划、小结。

2)科室定期业务学习的记录(专业人员讨论记录表)。

3)科室人员进修培训情况资料(年度培训计划表、培训记录表、工作人员培训履历表等)。

4)科室科研、论文统计一览表。

(4)考核评价。记录不全酌情扣分。

(五)室间质评的检查评价方式

室间质评检查的评价方式可采用普查、抽查、督查、互查、聘查等多种方式交叉进行,以尽量体现所检单位病理科细胞病理学室的实际水平和状况。

1.普查。组织力量对细胞病理学室的组织建制,质量管理体系的建立、运行、持续改进,安全管理,档案、信息管理,人员的培养学习等方面的综合评价。

2.抽查。根据不同阶段制定不同的质控重点,进行单项检查。如人员准入、诊断质量、制片质量、科室管理等。

3.督查。针对年室间质控检查发现的问题,督促相应单位(主要是基本合格或不合格的单位)进行整改,并检查落实的情况。

4.互查。各地区进行对口检查,相互了解、相互学习。

5.聘查。聘请省内或省外专家进行实地抽查、评价。

(六)室间质评的检查评价周期

原则上每年进行一次全面的省质控检查。持续优秀的质控单位,可在一定期限(1～2年)内不作全面的检查或免检,对基本合格或不合格的单位则坚持每年一次的重点检查。

(七)室间质评结果反馈

1.每次检查结果都及时向原单位反馈,肯定成绩,改进不足。

2.将检查结果及评价及时上报上级卫生行政主管部门,并完成医政工作通报。

3.每年召开一次由省卫生行政部门主管领导参加的省、市病理质控中心主任例会,针对检查情况进行总结、分析,商讨、研究并提出年度的整改目标和任务。

（八）室间质评的整改措施

由省病理质控中心负责，原则上每年组织召开一次由全省各医院病理科主任（或负责人）参加的临床病理质控工作年会，或细胞病理学质控年会。总结全省病理质控工作，通报质控信息，表彰和推广优胜单位的先进经验。并针对普遍性的问题，有计划、有步骤地组织专业培训、专题学术讲座和各种形式的专家指导，采取纠正措施，进行持续改进，以最终提高各级医院病理科质控工作的整体水平。

第三节　细胞病理学室工作的持续改进

为保证细胞病理学诊断质量、减少医疗事故的发生以及增进临床和患者的满意程度，细胞病理学室在质量管理体系运行中，应不断总结经验和教训，及时发现问题，分析潜在的隐患，采取持续改进措施，以防止不合格项发生，使细胞病理学室的质量管理体系达到新的水平和高度。

一、持续改进的职责

1. 病理科主任负责对细胞病理学质量管理体系持续改进的策划，当出现存在和潜在的质量问题时，采取纠正和预防措施。

2. 细胞病理学室负责人负责组织、监督纠正，并实施预防措施计划。

3. 细胞病理学室工作人员实施相应的改进、纠正和预防措施。

二、持续改进的要求

1. 细胞病理学室要达到持续改进的目的，就必须不断提高质量管理的工作效率，注意时效性和有效性，在实现质量方针和目标的活动过程中，持续追求对质量管理体系各过程的改进。

2. 细胞病理学室应通过定期审核（质量管理体系内部审核、质量管理体系管理评审等）和室间评价发现体系运行中出现区域性和/或系统性的问题，通过采取纠正措施和预防措施，对质量活动进行纠正，或者进一步对质量管理体系文件进行集中式、较大规模修改或者换版，从而改进质量管理体系。

3. 细胞病理学室应通过日常对不合格项的控制（日常的监督、报告的核查、仪器的校准、消耗性材料的核查等）、客户投诉处理后的纠正措施、能力验证或实验室间比对评价趋势分析后的预防措施等，对质量活动进行纠正，或者及时对质量管理体系文件进行日常修订。

4. 病理科主任定期通过质量方针和目标的贯彻过程、审核结果、数据分析、纠正和预防措施的实施、管理评审的结果，积极寻找体系持续改进的机会，确定需要改进的方面，组织各相关人员进行策划，制定改进计划并予以实施。

5. 细胞病理学室在整个质量管理体系运行和持续改进的全过程中，应遵循 PDCA 循环原则，即按计划（Plan）、实施（Do）、检查（Check）、处理（Action）四个阶段顺序进行管理循环，以保证持续改进的效果。

第四节　各级医院细胞病理学工作室间质评评审细则

浙江省医疗机构细胞病理学质量评估指标和等级标准评审表

一级指标	二级指标	主要观察点	等级标准				考核结果	备注
			A	B	C	D		
1.组织建制	1.1 医、技人员资质及配置	工作量15000例/年配医：技＝1∶1	1∶1	配比不达标	配比不达标，无专职	明显不符要求		
		★★三级甲类医院应配专职细胞病理学诊断医师	有专职					
		★★细胞病理学医师应有执业证、注册证、岗位培训合格证	三证全	缺注册证	缺上岗证	缺执业证		
		★★细胞病理学技术员应有岗位培训合格证	有上岗证	/	/	无上岗证		
	1.2 工作用房面积、设施、布局	★二级医院≥20平方米，三级医院≥40平方米	达标	≥标准70％	≥标准40％	＜标准40％		
		明确功能分区；工作环境整洁；通风设施完备；生活区与作业区相对独立	达标	有一项不达标	有两项不达标	有三项及以上不达标		
	1.3 仪器设备	★细胞病理学室专业设备应满足工作开展需要	完全符合要求	主要设备缺1项	主要设备缺2项	配备不全		
2.质量控制	2.1 管理体系	有质量管理体系组织，岗位职责明确	组织健全、岗位明确	组织健全、岗位较明确	有组织、岗位较明确	无组织		
		★质量管理体系文件及规章制度健全；各级人员职责明确；各项操作程序规范	达标	基本达标，个别项欠规范	部分项有欠缺	多项欠缺，不规范		
		★管理有次序；工作有计划；过程有记录；结果有评价	达标	基本达标，个别项欠规范	部分项有欠缺	多项无记录或记录明显不详实		
		★质量管理体系持续改进措施明确、成效明显。执行季度内部审核和年度管理评审	达标	基本达标	未按期执行	未开展		
		有健全的医疗行为和医疗费用告知制度；开展医疗咨询服务	达标	基本达标，个别项欠缺	部分项欠缺	无相关制度		

续表

一级指标	二级指标	主要观察点	等级标准				考核结果	备注
			A	B	C	D		
2.质量控制	2.2 制片质量	细胞病理学技术符合规范操作程序	达标	基本达标,个别项欠缺	部分项欠缺	未达标		
		★三级医院优秀＋合格≥95%、不合格≤5%；二级医院优秀＋合格≥90%,不合格≤10%	达标	三、二级医院分别达到90%、85%	三、二级医院分别达到85%、80%	未达标		
	2.3 诊断质量	★规范执行阅片、诊断、报告、签发、归档查询等工作程序	规范执行	基本执行	部分执行欠缺	执行较差		
		★细胞病理学报告格式符合规范	符合率95%	符合率≥90%	符合率≥85%	符合率<85%		
		★诊断总准确率>90%(假阴性率<10%；假阳性率≤1%；三甲医院诊断总准确率相应提高5%)	诊断总准确率>90%	诊断总准确率80%~90%	诊断总准确率70%~80%	诊断总准确率<70%		
		★报告时间(2个工作日内)	按时	3个工作日	4个工作日	超过4个工作日		
		诊断医师纯阅片工作量(妇科片<100张/日,非妇科片<50张/日)符合规定要求	在规定内	超规定的10%内	超规定的20%内	超规定的20%以上		
		★诊断医师符合准入条件	符合	/	/	不符合		
		★执行三级复片制	执行	基本执行	/	执行较差		
	2.4 室间质控	每年参加室间质控活动	每年参加	/	/	不参加		
		年度室间质控成绩	优秀	良好	基本合格	不合格		
3. 信息、档案管理	3.1 档案室管理	执行档案管理的规定	管理规范达标	基本达标	存在明显缺陷	管理紊乱未达标		
		各种档案分类科学,查找方便	达标	基本达标	/	未达标		
		细胞病理学文件资料的借阅和归还	达标	基本达标	/	未达标		
		档案室专人负责,遵守保密要求	达标	/	/	未达标		

续表

一级指标	二级指标	主要观察点	等级标准				考核结果	备注
			A	B	C	D		
3. 信息、档案管理	3.2 计算机管理	建立网络化管理信息平台	进入院局域网,有较强功能	科内联网,有基本功能	单机工作	无计算机管理		
		执行信息管理规定,能够系统、及时、准确地分析和反馈有关医疗质量、安全、服务、费用和绩效的信息,满足医院管理和临床工作需要	达标	基本达标	/	未达标		
4.安全管理	4.1 环境保护	★严格执行国家环境保护、实验室生物安全和劳动防护等法律法规,实验室环境保护及人员防护符合规定。病理污水、污物有专用排泄系统,废物处理合理,工作环境有毒气体浓度符合安全规定。剧毒、易燃、易爆物品有专人保管,使用权限符合规定	措施到位,定期检查,记录完整	定期检查,记录较简	不定期检查,记录不全	措施不到位,无检查记录		
	4.2 生物安全	★建立和运行生物安全管理体系。制定生物安全基本管理规章制度,并应根据实验对象、生物危害程度评估、研究内容、设施特点具体制订相应的标准操作程序	符合国家要求,制度落实,有应急预案	基本符合国家要求,有制度,记录	有制度,记录不全	不符合		
	4.3 卫生安全	科室整洁、分区明确、环境安静,工作人员衣帽整齐	完全达标	基本达标	部分达标	不达标		
	4.4 安全医疗	★全年医疗纠纷、事故	全年未发生	有纠纷,处理得当	有纠纷,处理不当	有医疗事故		
5.内务管理	5.1 计划总结	实行科主任负责制,有年度工作计划,措施落实,会议记录及工作总结资料齐全	工作计划总结全	有计划、总结,但较简	计划、总结缺项	无计划、总结		
		定期召开科务会,认真讨论科室工作,解决存在问题,制订改进措施	会议纪要全,有纠错措施,成效显著	会议纪要全,有纠错措施,成效一般	会议有纪要,纠错措施欠缺	无会议纪要及纠错方案		

续表

一级指标	二级指标	主要观察点	等级标准				考核结果	备注
			A	B	C	D		
5.内务管理	5.2 工作态度	工作人员严格执行岗位责任制。有良好的医德医风	满意度≥95%	满意度90%～94%	满意度80%～89%	满意度<80%		
	5.3 培训提高	业务学习有计划并能按计划执行	有计划,学习内容丰富,记录详实	有计划,学习内容简单,有记录	有计划,执行欠佳	未达标		
		全年进修有培训计划,措施落实	有计划,全面落实	有计划,基本落实	有计划,落实欠佳	无计划		
	5.4 科研及论文	科研及论文发表情况(根据各单位考核要求)						

注:1.本方案二级指标共38项。其中重要指标(有★项)18项,一般指标26项。二级指标的评估等级分为A、B、C、D四
　　级,在质控检查时得出相应二级指标的等第。

　　2.本方案考核内容可根据不同医院等级、不同时段和质控管理要求作相应的调整,原则上采用评估分级或分值统计。

　　　例如评估结论采用分级方式分为优秀、良好、合格、不合格四种,标准如下:

　　　优秀:A≥?,C≤?(其中重要项目 A≥?,C≤?),D=?

　　　良好:A+B≥?(其中重要项目 A+B≥?,D=?),D≤?

　　　合格:D≤?(其中重要项目 D≤?)

　　　不合格:D≥?

第五章

细胞病理学诊断新技术

　　细胞病理学的制片技术除了传统涂片、细胞离心（Cytospin）制片、组织压片、印片等技术外，近些年还产生了液基膜式薄层细胞制片、液基沉淀式薄层细胞制片等新技术，这些液基薄片技术大大提高了细胞学制片质量，提高了宫颈癌筛查阳性率和诊断的准确性，目前已经成为理想的宫颈癌筛查方法。

　　在对制片技术进行革新的同时，一些先进的诊断技术也不断应用到诊断细胞学的临床实践中，极大地提高了细胞病理学的诊断水平。下面将对细胞病理学诊断新技术进行简要介绍。

一、免疫细胞化学

　　随着细胞学的发展，免疫细胞化学技术在细胞学领域的应用得以进一步普及，为诊断提供了更多的信息，有助于解决细胞学疑难病例的鉴别难题。此外大量预后指标的应用还可预示肿瘤的生物学行为和临床处理及治疗反应。目前采用的 ICC 方法大多可用于完整细胞涂片或细胞蜡块（Cell Block）切片。免疫细胞化学技术的原理及方法类似于常规组织切片上的免疫组织化学（IHC）技术，在此不做赘述，可参阅常规组织病理规范相关内容。下面仅就细胞病理学应用中的特殊要求和注意事项加以介绍，供工作中借鉴。

　　（一）细胞标本的制备

　　临床常见的细胞学标本主要来自宫颈、浆膜腔、口腔、食道、泌尿系统等处的脱落细胞和细针吸取细胞两大类。细胞学标本的制备方法主要有以下三种：直接涂片法、细胞离心（Cytospin）制片和液基制片法，这三种方法制备的细胞片均可用于免疫细胞化学。

　　随着各实验室液基薄片技术的广泛应用，液基薄层细胞涂片也越来越多的被应用于 ICC。利用液基薄片进行 ICC 染色相比直接涂片和离心涂片效果更为理想。主要有：①大大减少血细胞、蛋白黏液及细胞碎片，减少可能出现的背景着色。②极少蛋白黏液附着，避免可能阻碍抗体进入细胞而造成的假阴性。③涂片中极少产生大细胞团，避免致密细胞团可能包裹免疫试剂而导致假阳性。④液基薄片制作简单，细胞量较少时也可进行制片，并且保存液中的细胞可较长时间保存。⑤液基薄片进行 ICC 时，使用的抗体浓度可较其他涂片稍低。

　　细胞蜡块就是将细胞标本通过离心或直接收集聚拢，可用蛋清或琼脂包裹后进行固定，以后的步骤与常规普通外检小标本相同。细胞蜡块含有非常丰富的细胞数，可切取数张至数十张切片。与完整细胞 ICC 相比,细胞蜡块方法更具有稳定性,抗体浓度和阳性对照等均与常规免疫组化相同,所以较其他的细胞涂片有明显优势。但是当标本中细胞量较少时,则无法进行细胞蜡块的制作。

(二)标本满意度

标本满意度是细胞学样本必须符合的基本要求。当细胞数太少时,细胞学医生很难得出肯定的结论。ICC 染色样本的评价可借鉴 TBS 系统来对标本满意度的评估。对于细胞数较少的样本通常可采用常规染色后的细胞涂片作原位 ICC。研究表明,在常规染色后的玻片上重新进行 ICC 染色,无论是否经过脱色过程,抗体标记结果相同,常用的抗体如 CAM5.2、AE1/AE3、K903、CD20、CD45RO 等均可用于这种已经染过色的玻片。

其次,同一细胞涂片上亦可进行两种抗体的标记,如当一种抗体标记阴性时,可用另一种抗体重新进行标记。或在细胞涂片上进行细胞转移的方法:先将细胞溶于一种溶剂,这种溶剂可以使细胞薄片从玻片上脱离,然后将细胞片分为几部分,附着于不同的玻片分别进行抗体标记。这样做的前提是必须保证每一份细胞涂片上都应含有目标细胞。

(三)固定

ICC 染色固定的目的不仅是使细胞内蛋白质凝固、终止或抑制外源性和内源性酶活性,更重要的是最大限度的保存细胞的抗原性,使水溶性抗原转变为非水溶性抗原,防止抗原弥散。固定剂的选择需根据不同的抗原和标本反复试验,迄今尚无一种标准固定液可以用于各种不同抗原的固定。

ICC 最常用的固定液是冷丙酮(4℃)和 95% 酒精。Leong 推荐先用 0.1% 的福尔马林-生理盐水固定,然后用 95% 的酒精固定 10min,后一步可使细胞形态更加典型。在标记细胞核抗原时,Bibbo 主张用 95% 酒精固定 72h 以上,但大部分抗原在甲醛固定的标本中免疫组化的结果更好。具体应用时可用 0.1% 的甲醛盐或 10% 的福尔马林固定。

细胞涂片涂好后应立即放入固定液(如果涂片中有较多液体可待涂片潮干后固定),涂片过度干燥容易造成假阳性染色。固定后的涂片如果不能及时进行 ICC,可干燥后置于密闭切片盒中于 -20℃ 保存。

(四)抗原修复和细胞穿透

经冷丙酮和 95% 酒精固定的细胞涂片,一般情况下可不经抗原修复直接进行 ICC。对于某些核抗原的标记,如 TTF-1、Ki-67、P16 等,可选用热修复。另外脱落细胞表面常有较厚的糖蛋白附着,影响抗体进入细胞内,如果 ICC 标记效果不佳,可于染色前用 TritonX-100 或 Tween20 处理涂片,以增加细胞膜对抗体的通透性。

(五)对照

为了证实细胞内显示的反应产物是否为特异性,对标记结果做出正确判定,对于每个样本都必须有阴性和阳性对照。除细胞蜡块可采用组织样本作为对照,阳性涂片可选用手术切除组织的针吸标本或细胞印片。但最佳对照方法还是根据抗体的特性,选择同一涂片中的自身对照即已知的其他细胞作为阴性或阳性对照。

(六)预防脱片

ICC 过程中,由于反复换液冲洗,细胞涂片很容易脱片,因此必须使用多聚赖氨酸或 APES 等黏附剂预先处理的玻片(使用 ThinPrep 液基薄片时,用厂家提供的玻片即可)。细胞涂片不易过厚,涂片固定后可自然干燥半小时以上或 60℃ 烤片半小时,以减少脱片。另外,缓冲液冲洗要更加轻柔,抗体反应过程在室温或 4℃冰箱中进行,都可减少细胞脱片。

（七）避免非特异性染色

红细胞、白细胞及黏液成分均含有内源性过氧化物酶,能使显色剂 DAB 还原产生棕色反应物,造成非特异性染色使背景加深。因此,制备细胞涂片时应尽量收集有效细胞成分,减少红细胞、白细胞和黏液。例如,血性浆膜腔积液标本,离心后一定要取上清和血性沉淀之间的细胞层进行涂片,染色中可加 3％过氧化氢的前处理。DAB 显色时,在显微镜下观察显色,及时中止显色反应,并将多余的 DAB 冲洗干净,都有利于降低染色背景。

（八）免疫细胞化学标记结果的判断及其局限性

对于细胞病理学医生来讲,最重要的是要充分观察标本的常规染色,在此基础上做出初步判断,并确定进行抗体标记的细胞涂片中含有需要鉴别的异常细胞。与判断组织样本抗体标记结果一样,细胞涂片抗体结果的判断需紧密结合形态学观察,在不了解患者临床情况或对细胞形态学没有充分观察的情况下,仅凭抗体标记的结果不能得出任何结论,只有三者紧密结合,才能取得满意的结果。

抗体的种类繁多,可分为单克隆抗体和多克隆抗体两大类。各抗体的特异性和敏感性不同,其染色结果在很大程度上依赖于标本的固定及抗体标记技术成功与否。由于每种肿瘤均会出现多种抗体的阳性表达,在抗体的应用中,除非标本本身含阴性和阳性对照,否则都应设置阴性和阳性的外部对照。任何抗体的标记中都存在不均匀着色的情况,在对抗体标记做阴性或阳性的判断时,应对着色的肿瘤细胞数、阳性部位、背景染色情况、正常细胞的染色情况等进行综合判断。

假阳性结果的出现是多种原因的综合作用所致。首先,要正确区分阳性表达的细胞究竟是肿瘤细胞还是正常细胞,特别是在肿瘤细胞较少的情况下,不要将两者混淆。其次,细胞保存不当或坏死细胞以及在抗体标记过程中细胞涂片的干燥均可能导致假阳性结果。由于抗体的特异性往往比我们预期的低,在判断标记结果时,要对着色部位和背景的着色等做综合判断。第三,内源性生物素和过氧化物酶未被充分阻断而着色也是假阳性的原因之一。假阴性结果的出现同样是多种因素综合作用的结果,标本固定不好导致抗原损失或隐蔽是常见的原因。Dabbs 认为在酒精固定的标本中,S-100 或 GCDFP-15 不着色。另外,抗体的浓度也非常重要,浓度过高或过低会出现假阳性或假阴性的结果。

二、核酸原位杂交技术

杂交的技术原理是核酸碱基互补,指 DNA 互补链、DNA 与 RNA 或 RNA 互补链间发生杂交。原位杂交是互补碱基序列形成氢键的过程,构成稳定的复合体或杂交体（hybrid）,主要工具是标记的特定序列探针。探针种类主要有四类:双链 DNA、单链 DNA、反义 RNA 和自动化合成的寡核苷酸探针,它们各有其本身的应用特点。双链 DNA 探针储存稳定;单链 DNA 探针多用于 mRNA 原位杂交;反义 RNA 探针制作流程短,制作效率高,但必须注意保存,防止探针降解;而寡核苷酸探针,DNA 序列短,自动化合成简便,常采用多探针鸡尾酒式组合应用。目前应用的探针标记物多是非放射性核位素,如生物素、地高辛、碱性磷酸酶和荧光素等。在标记探针杂交的基础上,可进一步采用信号放大系统以增加敏感性。掌握免疫细胞化学操作者,不难掌握原位杂交技术,只是起始步以杂交反应代替抗原抗体反应。

免疫细胞化学与原位杂交在应用上可以相互补充。在下列情况：①不具备好的、可用的抗体；②抗体显色时背景高度着色；③细胞内蛋白分泌，但细胞内不储存；④细胞内所检测的核酸多于表达的蛋白质选择原位杂交检测。原位杂交一般比免疫细胞化学显示更具特异性和敏感性。特别是 1998 年以来，原位杂交技术获得各种 DNA 修复（微波、酶消化、热修复等）和显色放大系统的支持，极大地增加了敏感性，达到检测出低拷贝的目的。

原位杂交的杂交形式主要有三类：①DNA 原位杂交，在细胞和组织水平上，多用于感染因子的检测，如人乳头状瘤病毒（HPV）、乙型肝炎病毒（HBV）、巨细胞病毒（Cytomegalovirus，CMV）、幽门螺杆菌（HP）等。②荧光原位杂交（Fluorescence ISH，FISH），多用于细胞遗传性疾病，在间期核和染色体水平上分析染色体异常如三体病、基因扩增、基因易位。③RNA 原位杂交，主要用于 RNA 病毒［如丙型肝炎病毒（HCV）］和基因表达水平的检测，如肿瘤的某种生物标志物以及病原微生物基因表达的 RNA，EB 病毒编码的小 RNA。

在感染性疾病、细胞遗传性疾病和肿瘤三大类疾病中，都有应用原位杂交技术的成功经验。以下列举几项检测：

(一)人类乳头状瘤病毒(Human Papilloma Virus,HPV)

HPV 是国际公认的第一类致癌物，特别被列为女性高发肿瘤宫颈癌的重要病因，现已发现 HPV 有 200 多种亚型，HPV 可感染各种器官，其中 30 余种亚型或更多与生殖道感染有关。从 HPV 与癌发生的相关性，HPV 可分为高危型和低危型。通常可以采用 HPV 广谱探针原位杂交（涵盖 20 余种常见亚型）作为病原诊断的初筛，也可以分别采用高危型（HPVl6/18）或低危型（HPV6/11）以明确诊断。

HPV 原位杂交所采用的探针通常是双链 DNA，将 HPV 原位杂交检测与液基细胞学结合起来可以应用于宫颈癌筛查和预防。30 岁以上妇女如果细胞学阴性，HPV 也阴性，3 年内无需复查；如果细胞学阴性，高危型 HPV 阳性，应建议 6～12 个月复查；如复查 HPV 仍阳性，再考虑阴道镜和活体组织检查；如果细胞学检查发现未确定的鳞状上皮异型性（Atypical Squamous Cells of Undetermined Significance），但原位杂交 HPV 检测阴性，此时可暂不采取阴道镜下活检，而继续细胞学追踪，因而减少尚不必要的阴道镜和活体组织检查，充分发挥无创伤的细胞学筛查作用。HPV 原位杂交用于组织学切片，除了明确病原诊断，并可证实 HPV 已侵入上皮细胞。在上皮细胞内，HPV 主要定位于细胞核内，也可见于细胞质。HPV 在核内有两种原位杂交信号存在模式，根据 Cooper 等的研究，一般认为细胞核中颗粒状显色，代表 HPV 整合入细胞基因组中，整合型病毒阳性信号比较弱，呈点状或多个点；而弥漫的核着色，信号强，代表游离型病毒信号。上述两种 HPV 信号模式，可以在同一地区出现，有时低拷贝的游离型采用高敏感的原位杂交显示试剂，也可能出现与整合型类似的点状信号，判读时应注意分析。除宫颈、生殖道癌外，在 HPV 感染高发地区，发现与 HPV 感染相关的食管癌、口腔白斑，也曾见过食管下段的多发乳头状赘生物的患者，HPV 检测强阳性。

适用于临床筛查 HPV 感染及对 HPV 进行基因分型，还有一些通过 FDA 认证的其他相关杂交技术：杂交捕获（hybrid capture，HC）技术及 HybriMax 为代表的导流杂交基因芯片技术。

杂交捕获技术是由美国 Digene 公司开发研制的，其原理是在分子水平采用基因杂交后通过对抗体捕获信号的放大和化学发光信号的检测，来定量检测 HPV 感染。HC 检测因其采用标准试剂盒,人为主观因素影响小,经 ALTS(多中心随机实验)的临床评估认证,证实其可信实验结果的阴性预测值高达 99％ 以上,即如果一个妇女 HPV 检测结果为阴性,那么她 5 年内患宫颈癌的概率＜1％。杂交捕获一代(HC-Ⅰ)可检测 9 种高危型 HPV,包括 16,18,31,33,35,45,51,52,56。最近 Digene 公司推出的杂交捕获二代(HC-Ⅱ)能同时检测 13 种高危型 HPV,包括 16,18,31,33,35,39,45,51,52,56,58,59 和 68,并由原先的试管法改为 96 孔平板法,不仅提高了敏感性和工作效率,还降低了成本,更适于大人群初筛。该方法已经广泛应用到临床宫颈癌的普查中。除 HPV 外,该法还可以检测巨细胞病毒、沙眼衣原体、奈瑟氏淋球菌和乙肝病毒。

HybriMax 法是导流杂交技术结合低密度基因芯片技术,具有很多优点:①利用 PCR 扩增提高了检测的灵敏度,增加了 HPV 感染的检出率。②利用芯片高通量检测的特点,达到对 21 种常见高危型和低危型 HPV 亚型在同一样品中进行分型检测。增加了 HPV 的不同亚型复合感染的检测率,尤其是高危型的检出。③芯片设计考虑了中国人感染 HPV 的特点,包含了中国人常见的 3 个亚型(53,66,Pc8304),有利于在我国筛查 HPV 感染。④有良好的质量控制体系。基因芯片上包括了阴性对照点、内对照点和 biotin 对照点,对基因扩增和杂交实行了全程控制。⑤整个检测过程快速,仅需 5h 就可出具检验报告,以满足临床需要。

(二)乳腺癌 Her2/neu(c-erbB-2)基因

采用原位杂交技术检测乳腺癌 Her2/neu(c-erbB-2)基因扩增是诊断细胞遗传性疾病染色体结构畸变的一个例子。有 Her2/neu 基因扩增的乳腺癌患者预后差,与乳腺癌复发时间、总体生存(overall survival)高度相关。大量研究证明,有 Her2/neu 基因扩增的乳腺癌,对人源性单克隆抗体(humanized monoclonal antibody,Hab)曲妥珠/赫赛汀(Trastuzumab/Herceptin)治疗有良好反应。检测 Her2/neu 基因扩增的原位杂交方法有两类:荧光原位杂交(FISH)和显色原位杂交(chromgenic in situ hybridization,CISH),前者是荧光标记,后者是地高辛标记双链 DNA 探针。两者在应用上的区别,在于商品化 FISH 试剂盒必备有 17 号染色体着丝粒探针作为内对照,可排除 17 号染色体非整体性(aneusomy)对扩增结果分析的影响。

(三)EB 病毒

EB 病毒(Epstein-Barr virus)除了作为感染源引起人类感染性疾病,如传染性单核细胞增多症、慢性活动性 EB 病毒感染等,更重要的是它与许多恶性肿瘤的发生有关。在国际上也被列为第一类致癌物。最常见的有 Burkitt 淋巴瘤、霍奇金淋巴瘤、鼻型 NK/T 细胞淋巴瘤、肠型 T 细胞淋巴瘤、血管免疫母细胞性 T 细胞淋巴瘤、皮下脂膜炎样 T 细胞淋巴瘤、鼻咽癌、发生在几种器官的淋巴上皮样癌(例如肺淋巴上皮样癌)以及胃腺癌等。另外也包括一些免疫缺陷相关的淋巴组织增生性疾病如器官移植后淋巴组织增生性疾病、HIV 病毒感染相关淋巴瘤等。对上述疾病进行相关病原检测,最佳选择是采用单链 DNA 探针,与 EB 病毒编码的小 RNA(EBV encoded small RNA,EBER)进行原位杂交,其优势在于感染的细胞通常有 $10^6 \sim 10^7$ 小 RNA 拷贝数,最容易被捕捉而获得确切结果。在分析 EB 病毒感染细胞及其诊断意义时,应注意区分潜伏感染状态(一张切片 1～2 个感染细胞散在分布)和疾病感染状态(一张切片至少大于 3～5 个,细胞体积大或核不规则)。在中国,90％ 以上人群存在有 EB 病毒的潜伏感染,因此在人体的淋巴结和扁桃体中发现这类潜伏感染细胞,并无特殊诊断价值。检测到疾病感染状态细胞,还要注意分析感染的细胞类型,密切结合常规组织学和细胞学,才能分清 EBER 阳性信号细胞的诊断价值和意义。

三、PCR 技术

PCR 是体外酶促 DNA 扩增技术,只要有完善的引物设计,就可快速扩增出所选靶序列,达到预期识别的目的。常规 PCR 由于扩增后采用电泳检测系统,多次打开实验试管,易造成扩增产物的空气污染。污染问题是最值得关注的问题,除了审慎地执行操作规范外,还应有防止技术手段。必要时,在 PCR 反应体系中,以 dUTP 代替普通 PCR 中使用的 dTTP,并加入特异识别,切断双链上的 dUTP 的尿嘧啶 N-糖基化酶(uracil N-glycosylase)。其作用原理为:在试管内 PCR 反应体系中,除了原始模板外,合成的 PCR 产物均由 A、U、C、G 4 种碱基组成。尿嘧啶 N-糖基化酶可在特定的温度下特异识别,并切断双链 DNA 上的 dUTP(单链则不识别),断链的 PCR 产物不再作为模板而扩增,杜绝了污染源。PCR 污染问题不仅要注意本次实验,还要注意前次和近期的实验,因此,严格的实验室管理至关重要。一旦发现环境污染,解救方式只能靠通风、擦拭、紫外线照射,甚至停止该实验 2~3 个月,等待污染的 PCR 产物的降解。常规 PCR 通过它的扩增产物,在凝胶电泳上根据扩增片段的大小,识别靶基因,或采取已知探针进行杂交,或仅根据片段大小作出判断。PCR 技术的应用具有广泛性、特异性和敏感性的优势。许多检测项目有待增加靶基因拷贝数的,也必选核酸扩增作为实验基础。以下仅列举几项检测:

(一)PCR-端粒酶活性的检测

端粒和端粒酶是调节细胞分裂寿命的。人类端粒的结构为染色体末端 $5'$-TTAGGG-$3'$ 上千次的重复。在线性 DNA 复制时,复制 DNA 的聚合酶留下染色体末端的端粒序列不被复制,端粒重复序列随着每次细胞分裂而缩短。端粒酶是由 RNA(hTER)和蛋白质(hTERT)组成的结构,是一种反转录酶或称之为依赖于 RNA 的 DNA 聚合酶,具有标准 DNA 聚合酶所不具备的功能,能以自身 RNA 为模板,通过反转录过程,在细胞染色体末端合成端粒序列,以补偿细胞分裂造成的端粒缩短。端粒酶活性的检测,通常采用 PCR-端粒重复序列扩增方法(PCR-based telomere repeat amplification protocol,PCR-TRAP)。方法分两步:第一步先以 TS 引物($5'$-AATCCGTCGAGCAGAGTT-$3'$)延伸靶序列,随后灭活端粒酶;第二步,再加入反向引物,对延伸的靶序列进行 PCR 扩增。其扩增产物在 10% 聚丙烯酰胺凝胶上电泳。放射自显影显示 3 条或 3 条以上梯形条带,可判定端粒酶阳性。端粒酶活性测定需要用新鲜组织和放射性核素,因此应用受到限制。在一定条件下应用原位杂交,检测石蜡包埋组织人端粒酶反转录酶基因(hTRT)和端粒酶 RNA 基因(hTR)的表达水平,也能反映细胞生物学行为,并与酶活性分析具有一致性。端粒酶活性见于绝大多数恶性肿瘤。把端粒酶检测用于乳腺细针穿刺标本,配合细胞学检查,可提高乳腺癌术前确诊率。

(二)PCR-基因点突变检测

一些癌基因或抑癌基因,其基因变异形式都可以是点突变,例如 Ras、TP53、PTEN 等。作为筛查手段,可以选择 PCR-单链构象多态性(single strand conformation polymorphism,SSCP)分析或温度梯度凝胶电泳(temperature gradient gel electrophoresis,TGGE),两者都可以检测出 DNA 序列上的点突变。SSCP 方法是在 PCR 扩增后,双链 DNA 片断经变性处理,在非变性聚丙烯酰胺凝胶上电泳。正常的双链 DNA 片断应出现两条单链条带,若所扩增片断有突变,基于单链构象发生改变,而使单链的泳动速度异常或条带数增加。TGGE 是利用温度作为一种能量来源,让双链 DNA 分子之间的氢键变得热力学不稳定。基于突变片断与野生型片断的解链温度不同,杂合性突变、扩增的产物会出现 4 种组合方式条带,即 Aa,aA,aa,AA。纯合性突变,扩增出的 DNA 双链分子将与野生型一样,仅有 1 种组合方式,但因其解链温度与野生型不同,因此电泳条带位置发生改变,也能被识别。无论 SSCP 或 TGGE,只能发现有突变的存在,但不能得知哪个碱基异常或被替换,要读出序列变化,还有待于测序。

(三)RT-PCR 用于检测基因表达水平

在融合基因检测上比较简便而易行,可与原位杂交相辅相成,或选其中之一应用,与免疫细胞化学蛋白水平上的工作也常互补,反映 mRNA 水平的 RT-PCR 已相当广泛地被采纳。mRNA 反转录成 cDNA,再进行 DNA 扩增。只要 RNA 模板提取成功,微量的表达水平也能检测出。国内有关滑膜肉瘤(SYT-SSX1,SYT-SSX2)、腺泡状软组织肉瘤(ASPL-TFE3)、黏膜相关淋巴组织淋巴瘤(APl2-MALT1)、尤文肉瘤/原始神经外胚层肿瘤(EWS-FL11)、促结缔组织增生性小圆细胞肿瘤(EWS-WT1)、隆突性皮肤纤维肉瘤(COL1A1-PDGFB)等都有成功检测报告。其他生物标志物,如 CEA mRNA 用于腹水中胃癌细胞检测,胚胎型骨骼肌乙酰胆碱受体 γ 亚基 mRNA 用于横纹肌肉瘤检测等,国内外均有报道应用于疾病的诊断。

(四)即时荧光 PCR 技术

即时(real-time)PCR 的诞生,是 PCR 检测系统的又一大进步。关键技术是荧光标记特异探针的采用。探针形式可以是线形的,也可以是短柄圆环式;可以是一条探针,也可以是两条探针。目前基本上应用的有三种类型。

(1)TaqMan 探针。线性探针,5′端带有报告荧光素,3′端带有淬灭剂(quencher)。当靶序列合成并延伸时,Taq 聚合酶所具有的 5′外切活性切断报告荧光素,报告荧光素因远离淬灭剂而发光,收集荧光反映扩增程度。

(2)FRET(fluorescent resonance energy transfer)探针。两条线性探针,一条探针标记在 3′端,而另一条探针标记在 5′端,探针序列选择性杂交后,两条探针能首尾相近(相距 1～5 个核苷酸)。当光源激活 3′端荧光素时,随之通过荧光共振能量传递(FRET)激发 5′端荧光发光,显示杂交成功,即时收集信号。

(3)信标探针。探针呈短柄圆环状,柄端分别标记荧光素和淬灭剂,短柄是由 5～6 对互补序列组成的杂交体,因而探针在游离状态下,荧光素与淬灭剂相距很近,而不显示荧光。一旦探针与靶基因发生杂交反应,圆环展开后,荧光素与淬灭剂分离,荧光素激活而发光,被杂交上的探针数量可通过荧光强度而定量。这种短柄圆环型探针还具备独特的功能,可用于检测靶基因的突变。当靶基因发生点突变,此时短柄圆环式探针不能与突变的靶基因完全互补,不稳定的杂交使探针再次游离,因而不产生可测到的荧光信号,这类实验设计必须具备阳性对照及内参照,以剔除假阴性。

即时荧光 PCR 是一种一管操作抗污染的 PCR 技术,无需开盖检测。在靶基因扩增过程中,即时记录扩增增长进程,使极低拷贝的靶基因检测成功,并有定量功能。即时荧光 PCR 是检测微生物病原体的最适合选择。检测结核分枝杆菌,其灵敏度为 1～10 个菌/ml,可以从常规检测不出病原的结节病病变中,检测到结核分枝杆菌的存在。把传统的培养方法改变成即时荧光 PCR,将 6 周检测时间缩短成 2～4h 以内。

即时荧光 PCR 用于病原鉴定尤具特异性,以严重急性呼吸综合征(SARS)为例,做到冠状病毒不同类型和高度变异的鉴定,因而可分清通常不致病的与严重损害人体的各自病原基因型,达到识别出严重致病的有害病原。HBV、HCV 和 HIV 的即时荧光定量 PCR 检测,其结果指导着临床病情的动态观察和监视,从而把握治疗反应。HIV 在血液中的病毒数量,决定了感染是否会出现母婴传递,因此降低了 HIV 孕妇中 HIV 的荷载量,可有效控制这种疾病的传播。

把即时荧光 PCR 用于检测肿瘤细胞特定标志物表达,可从数量上区别它们的表达水平,因此是研究生物标志物表达水平的有力工具。最能显示即时荧光 PCR 的应用价值,莫过于在监控各类白血病特别是慢性髓系白血病诊断和治疗反应上。以慢性髓系白血病为例,慢性髓系白血病的疾病发生,乃是 9 号染色体与 22 号染色体的相互易位 t(9;22)(q34;q11),出现比原 22 号短的标志性染色体即 Ph 染色体(Philadelphia chromosome)。随后发现这种易位产生 BCR-ABL 融合基因,并表达 P210kD 异常蛋白。细胞遗传学 Ph^+ 白细胞和即时定量 RT-PCR 检测,除了可诊断疾病外,更可检测治疗过程中血液和(或)骨髓内残留的白血病细胞。临床的慢性髓系白血病治疗缓解标准分为血液学缓解、细胞遗传学缓解和分子学缓解。其中细胞遗传性缓解(骨髓 Ph^+ 细胞≤35%)和(或)分子学缓解(定量 RT-PCR 检测 BCR-ABL mRNA 结果下降 3 个对数级),患者生存期会明显延长。在这里,定量 RT-PCR 检测结果是重要指征。

四、DNA 测序

DNA 测序由手工操作过渡到自动化,为它的应用开拓了广阔的应用前景。感染性疾病、遗传性疾病和肿瘤性疾病都有赖于 DNA 测序的技术支持和信息提供,提高对疾病的认识水平。

新一代测序技术的核心思想是边合成(或连接)边测序(sequencing by synthesis or ligation,SBS&SbL)。即生成新 DNA 互补链时,要么加入的 dNTP 通过酶促级联反应催化底物激发出荧光,要么直接加入被荧光标记的 dNTP 或半简并引物,在合成或连接生成互补链时,释放出荧光信号。通过捕获光信号并转化为一个测序峰值,获得互补链序列信息。

在 Sanger 等(1977 年)测序法的基础上,通过技术创新,将 4 种不同的 dNTP 标记上不同的荧光,利用 DNA 聚合酶合成互补链时,每添加一种 dNTP 就释放出不同的荧光,根据捕获荧光信号,并转化为测序峰值,从而获得待测片段的序列信息。目前商业化应用的新一代测序仪 Solexa 平台就是根据这一原理设计制造的。技术的不断进步,使得单分子测序技术也从梦想逐步走向了现实,最近报道的 HeliScope Sequencer 就是其中的典型代表。

Whiteley 等提出了利用连接酶进行测序的方法,经 20 多年的改进,目前,利用连接酶进行边连接边测序的高通量测序平台已经成熟,其代表就是商业化应用的新一代测序仪 SOLiD Sequencer。该技术的基本原理是利用 DNA 连接酶在连接过程中读取序列。每一轮测序反应中,加入通用引物和半简并引物,通过连接酶将半简并引物连接到新合成的 DNA 互补链上,通过鉴别加入的半简并引物来确认互补链上某一位置的 DNA 序列。

Nyrén 和 Lundin(1985 年)所报道的焦磷酸测序法(pyrosequencing),通过不断的改进以 454 公司开发的测序仪为代表的测序平台,在多个研究领域取得了巨大成功,使得这一技术平台在新一代测序技术领域中占据着举足轻重的地位。焦磷酸测序的基本原理是由DNA 聚合酶 I 的 Klenow 大片段、ATP 硫酸化酶、荧光素酶、双磷酸酶这 4 种酶及其底物 5′-磷酰硫酸和荧光素组成的反应体系共孵育,在 4 种酶催化的同一反应体系中的酶级联化学发光反应。在每一轮测序反应中,只加入一种 dNTP,若该 dNTP 与待测模板配对,DNA聚合酶 I 的 Klenow 大片段就可以将其掺入到合成链中并释放出等摩尔数的焦磷酸基团(PPi)。释放出的焦磷酸基团经硫酸化酶催化形成等摩尔数的 ATP,生成的 ATP 和荧光素酶共同催化底物荧光素转化为氧化荧光素,氧化荧光素发出的可见光强度与生成的 ATP 量成正比,光信号经 CCD 摄像机捕获,并通过计算机软件转化为一个峰值,经焦磷酸基团和ATP 获得的每个峰值的高度与反应中掺入的核苷酸数目成正比。与此同时,ATP 在双磷酸酶的催化下被游离的 dNTP 降解,光信号被淬灭,并再生反应体系,然后加入下一种 dNTP,继续互补 DNA 链的合成,进入下一个循环。

有代表性的新一代商业化测序平台:Roche(454)GS FLX sequencer,Illumina genome analyzer,Applied Biosystems SOLiD sequencer,HeliScope Sequencer 等可参阅相关公司网站。新一代测序技术及其商业化平台推出后,其低廉的价格、高通量的数据、简易的样品前处理过程,将基因组学水平的研究带入了一个新的时期。可以预见,不久的将来,基因组测序或重测序以及基因组水平的数据分析研究将成为普通实验室的一项日常工作,分子生物学研究进入了一个崭新的时代。

在临床和病理实践中,通过 DNA 测序,特别针对原发性基因异常,有重要诊断和治疗指导价值。胃肠道间质瘤采用 DNA 测序技术基因分型,可区分为 cKit 突变型、PDGFRA 突变型和野生型。可协助解决组织学、免疫组织化学鉴别诊断不确定的病例,更重要的是通过DNA 测序选择有效的靶向治疗药物。K-ras 基因是公认的癌基因,参与 EGFR 信号传导过程。临床研究表明,K-ras 突变型人群对 EGFR 单克隆抗体药物的疗效显著低于野生型人群。对 K-ras 基因的突变检测,可作为预测抗 EGFR 药物个体疗效的一项重要参考指标。临床靶向治疗的新发展,推动病理工作建立新技术、新方法,并提出更严格的标准化要求。

五、流式细胞(flow cytometry,FCM)

FCM 是 20 世纪 70 年代发展起来的对单细胞定量分析和分选的一种新技术,它综合利用了荧光标记技术、激光技术、单抗技术和计算机技术,具有极高的检测速度与统计精确性,可以对细胞大小、DNA 含量、细胞表面抗原表达等进行定量、快速、多参数相关的检测。根据人体正常细胞 DNA 为二倍体,而恶性肿瘤细胞 DNA 常为非整倍体的特点,流式细胞术已经应用于细胞病理学临床实践中,例如良恶性胸腹水鉴别诊断,宫颈液基细胞学检查之后剩余细胞的 DNA 倍体分析以进一步确诊癌前病变或恶性肿瘤,甲状腺、乳腺细针穿刺获取细胞的 DNA 倍体分析以鉴别良恶性肿瘤等等。另外,流式细胞术还广泛用于淋巴瘤的诊断和分型。

六、细胞学自动阅片系统

在对传统制片技术进行革新的同时,PAPNET 和 Autopap,自动阅片系统也先后开发并走向市场。PAPNET 系统是"脑神经网络模拟系统",该系统对传统的巴氏宫颈涂片在显微镜下进行电脑扫描,最后筛选出 128 个最明显的"病变"细胞并自动照相、刻录到光盘上。细胞病理医生在高分辨率的电视屏幕前阅片,如发现可疑细胞,可借助自动定位系统,在原涂片上找到该细胞,在显微镜下核实诊断。有研究显示,对于原位癌和浸润癌,PAPNET 的检出率明显高于常规法,而且其准确性也均高于常规法。另外,1995 年美国 FDA 批准把 PAPNET 系统用于宫颈涂片的质量控制工作中,主要对人工筛查阴性的宫颈涂片进行复查。有研究显示,PAPNET 系统在质控复查阴性涂片中的敏感性相当于专业细胞学人员的人工复查。

Autopap 是继 PAPNET 之后推出的更先进的自动阅片系统,既可以用于对传统巴氏涂片的初筛,也可以用于对液基薄层制片的初筛。AutoPap 自动扫描系统通过其预先设计的标准,对宫颈涂片的细胞形态进行分级打分,确认并记录最"不正常"的 15 个视野,然后由专业细胞学人员检查这 15 个标记的视野,该系统大大提高了工作效率。有研究表明,在确诊未确定意义的非典型鳞状细胞和低度鳞状上皮内病变时,AutoPap 优于常规法。

七、全自动细胞 DNA 定量分析系统

全自动细胞 DNA 定量分析系统结合了显微分光光度术与图像处理分析技术,能对细胞核的结构和 DNA 含量进行定量分析。根据人正常细胞是二倍体,恶性肿瘤细胞常为异倍体细胞的特点,该系统已经用于痰涂片筛查肺癌细胞、良恶性胸腹水鉴别诊断、宫颈细胞学涂片的筛查等。与流式细胞仪的 DNA 定量分析技术相比,它有如下优点:①不需要将取材细胞制成单细胞悬液,避免了因为悬液中常包含多种其他细胞成分,如间质细胞、血管内皮及白细胞等,而造成假阴性结果。②细胞数量很少也可检测。③能在显微镜下直观地对每一个细胞做出逐个测量,在 DNA 倍体测量的同时能对其形态参数,如核面积、核浆比等做出准确的定量测量。该系统检测客观、准确、快速,避免了人为的疏漏、经验不足和只根据单一的细胞形态改变来诊断等不足之处,提高了诊断的准确性和筛查的阳性率,降低了宫颈癌前病变的漏诊率和误诊率。

第六章

细胞病理学诊断工作相关技术指南

第一节　痰液脱落细胞病理学检查

一、目的

痰液脱落细胞病理学检查主要是通过检查痰液中脱落细胞的形态学改变来检查呼吸道及肺部病变的一种细胞病理学方法。检查具有非损伤性、非介入性且经济、方便、特异性高等优点,与其他部位的细胞病理学检查不同的是痰液细胞病理学主要是检查恶性肿瘤细胞(癌细胞),而对癌前病变检查无意义。

痰液脱落细胞病理学检查的敏感性与特异性有赖于多环节的质量控制,如标本留取、送检、制片、镜检等,在严格的质量控制下,痰液检查原发性肺癌的敏感性可达到 60%～80%,特异性达到 100%,因此已作为确诊肺癌的重要手段。

二、方法学

(一)标本准备

1. 咳痰

(1)建议用晨痰,涮牙、嗽口后进行深咳采痰。

(2)有条件者可采用雾化吸入后诱咳采痰。

(3)纤维支气管镜检后咳取痰液能提高阳性率。

2. 采集

(1)一次咳痰建议留取 3～5 口痰液。

(2)存放标本的容器必须是无吸水性的干燥塑料或玻璃器皿,须加盖密封,标签应记录相关内容,包括姓名、门诊号(住院号)、床号、送检时间等。

(3)两种标准的送检方法:

① 每日一次,连续三天送检,每天制片。

② 每日一次,连续三天,每天收集后先预固定(方法见工作规范相关章节),一次性提取细胞成分后离心沉渣涂片或制成细胞蜡块(CB)。

3. 送检。原则上留取后立即送检,保持标本新鲜。一般夏天室温存放时间应＜2 小时,冬天＜4 小时,如确有困难或须做沉渣切片则可以预固定后放置冰箱内冷藏,但不宜＞5 天。

4. 接收。核对送检单与样本盒(瓶)上的相关信息,一致后签收标本,若信息不一致则需重新与相关人员、科室核对,标本的签收制度必须严格按规定执行。

（二）制片

1. 标本取样

(1)大体观察。通常痰液有如下类型,制片操作人员应予以记录。

① 水样痰:是指黏液含量少,呈水样,常有泡沫的痰液。

② 灰白色黏液痰:黏液丰富,胶样。

③ 脓性痰:含较多黄脓样黏液的痰液。

④ 陈旧性血丝痰:在黏液丝中含有较多陈旧性血液的痰液。

⑤ 坏死样痰:黏液含量少,有较多浑浊蛋黄样物混杂其间。

⑥ 血痰:痰液血液量多,几乎全为红色。

(2)取样。有选择性地提取痰液有价值部分制片,这在痰液细胞学检查中非常关键,必须注意以下方面:

① 用镊子、竹签等无吸水性材料夹取,不主张用玻璃制品、棉签等取样。

② 原则上优先选取以下部位:

a. 含血丝黏液痰。

b. 灰白色豆渣样痰丝(形似白色细线)。

c. 透明黏液丝丰富处痰液。

d. 血液与黏液交界处痰液。

③黏液丰富的样本与水样痰液样本应注意区别取样的痰液量,一般情况下后者的取样量应多于前者。

2. 制片

痰液的制片要注意以下几方面。

(1)普通涂片。

①直接涂片:用镊子或竹签直接涂抹在玻片上,尽量分开黏液丝及血性部分,做到相对均匀,涂片面积应超过玻片空白部位的三分之二。其优点是黏液丝分布明显,病变细胞相对集中,缺点是涂片厚薄不匀、重叠现象多见而影响封片观察,一般一次制片两张以上。

②压拉涂片:将取样的标本置于一张玻片上后,另一张玻片正面朝下压拉下一张玻片,多次推拉、挤压均匀后两边分开得到两张涂片。优点是相对厚薄均匀,但挤压可能导致细胞挤压分散,镜下沿黏液丝查找的线索相对不明显。

(2)液基制片。是指通过标本的预处理后先把痰液的黏液溶解、液化,取到的细胞固定后再通过一定的技术手段把细胞成分转移到玻片上的制片方法。制作过程等同一般的液基制片,但应注意标本预处理中以下方面。

① 选取的痰液样本量通常为一张普通制片痰液量的 3～5 倍。

② 在有清洗、固定作用的保存液内存放 15min 以上。保存液各厂家不尽相同,但主要的成分类似:酒精、甲醛、甲醇等。

③ 1,4-二硫苏糖醇(DTT)液消化黏液:用清洗液加 10％的 DTT 粉剂配制成 DTT 液加

入到保存液中 1～2ml,震荡 10min 以上,即可完全溶解保存液中的黏液,使标本完全液体化。

(3)沉渣涂片或细胞蜡块制作。

① 需要较大的样本量,通常是用 3 天的咳痰量混合在一起制作取样,须注意标本的预固定及适当的保存。

② 标本需作液化、离心沉淀预处理(同前)。

③ 沉淀后细胞量少作涂片用(3～5 张),涂片方法同浆膜腔积液涂片(见后);沉淀后细胞丰富者作细胞蜡块,切片备用(制片方法见细针吸取细胞病理学章节)。

④ 普查、科研等情况下应用较多,因其样本量大,也可进一步应用分子、免疫等新技术。

3. 制片的质量控制

(1) 样本的选取:直接关系到检查的阳性率,多次检查多张涂片结果的前后一致性应大于 80% 以上。

(2) 涂片应相对均匀,重叠部分面积<20%,涂片部分面积应大于玻片面积三分之二以上,合格涂片比例应>80%。

(三) 固定

必须采用湿固定,即制片后立即固定,一旦固定不及时,涂片在空气中干燥后,细胞的形态特征将明显受损,所以及时固定非常重要。

1. 一般要求制片后立即固定,通常<5s。

2. 固定时间涂片>15min,细胞蜡块>30min。

3. 固定液为常规固定液,常用 95% 乙醇溶液。

4. 制好的涂片垂直快速放入或自由落体放入固定液,否则会出现细胞堆积而引起皱折现象。

5. 必须注意固定液的及时更换。

6. 固定槽内多个样本同时放置要杜绝相互间的交叉污染。

(四) 染色

痰液脱落细胞病理学检查的常规染色方法是 H.E 染色和巴氏染色,特殊需要时也可使用抗酸染色等,染色方法见工作规范相关章节。

(五) 透明及封片

为保存痰液中细胞结构清晰,涂片染色脱水后必须经二甲苯透明及中性树胶封固。

(六) 痰液标本的安全管理与院感控制

痰液样本常常伴随特异性感染,并且需开放性处理,因此实验室的安全管理及院感控制必须引起重视。

1. 必须使用密闭性器皿来存放标本。

2. 制片操作人员必须戴口罩、帽子、手套等隔离防护措施。

3. 有条件的单位对痰液样本在制片前可进行预消毒固定处理,常用预固定液为 2% 聚乙二醇和 50% 乙醇混合液。其配制方法为:

(1)10g 聚乙二醇(熔点为 43～46℃)在 50～100℃ 的温箱中熔化后倒入 500ml 50% 乙醇液中混匀成聚乙二醇溶解液备用(此液不会凝固)。

(2)1L 2% 聚乙二醇和 50% 乙醇溶解混合液组成配方为:

水	437ml
95％乙醇液	526ml
聚乙二醇乙醇液	40ml

4. 每日一次空气、环境的紫外线消毒,并记录时间,定期检测紫外灯管的紫外线强度。

5. 残留样本及盛具统一用1‰过氧乙酸液消毒,统一存放专用医疗垃圾袋后处理,处理标本过程中产生的相关污染液体经专用医用污水管道排放。

（七）分子病理学技术在痰液样本中的应用

痰液样本分子病理学检测尽管临床应用较少,但在科研、专项普查等领域仍有一定的应用价值,应用最多的是通过PCR或原位杂交技术检测脱落上皮细胞的以下项目:

(1)端粒及端粒酶检测。

(2)P16基因甲基化检测。

(3)异源核糖核蛋白A2及其异构体。

(4)P53基因。

(5)EGFR相关基因等。

三、痰液涂片的脱落细胞病理学诊断

（一）镜检前的准备及镜检规范:详见工作规范相关章节

（二）镜检内容

1. 标本满意度评估

在标本满意的前提下检查的样本其结果才具有可信性,才可保证检查的敏感性与特异性。

(1)满意样本的要求。

① 合格的申请单,有详细的临床资料和病史提供,咳痰方法已经过指导,方法正确。

② 涂片面积大于玻片面积的三分之二以上,分布均匀,厚薄相对一致,可见黏液丝(普通涂片)。

③ 镜下见到以下成分表明此样本来自呼吸道:

a. 含吞噬颗粒的组织细胞(尘细胞)。

b. 柱状上皮细胞(伴或不伴退行性变)。

c. 支气管形成的黏液丝(枯丝曼氏螺旋体)。

(2)不满意样本:不能作出诊断意见,建议重新取样并制片。

① 申请单内容不全,咳痰时未经专业指导。

② 不能确认标本与申请单的一致性。

③ 涂片面积少于二分之一的阴性标本。

④ 缺乏满意样本应有的三种成分之一的阴性标本。

⑤ 固定、染色效果差,细胞严重变形。

以上评估可写入报告单内容中,以将标本满意度信息反馈给临床医师及患者。

2. 细胞病理学描述性诊断

目前尚未见有公认的规范性术语作为痰液脱落细胞病理学检查的标准报告方式的报道,建议采用描述性诊断格式。

（1）阴性。阴性是指在合格的痰液涂片样本上未能发现异常线索或非典型细胞。

（2）找到异常线索或非典型细胞。

① 找到异常线索：即所谓见痰液涂片的"阳性背景"，但未发现异常细胞，主要是指涂片内发现肿瘤样坏死细胞碎片，黏液丝内发现成崩解红细胞（陈旧性出血）或吞噬红细胞的组织细胞，角化固缩的鳞状上皮细胞残片等，此时应报告异常线索（或肿瘤样坏死背景），建议反复咳痰取样。

② 找到非典型细胞，但不能肯定恶性：即以往所谓的"核异质"细胞，细胞形态已有改变，但核大小、染色质颗粒粗细、核浆比、核畸形等多方面尚未达到癌细胞的标准，即所谓"发现异常细胞，不能肯定恶性"，或称"发现可疑癌细胞"，此时应建议反复咳痰送检。

（3）找到癌细胞，但不能肯定其类型。

这类标本指的是痰液涂片内已见确认的癌细胞，但由于各种原因导致分类困难，常见于低-未分化类型的肺癌样本，对此类标本建议力求区分"小细胞癌"与"非小细胞癌"两类；但确实无特征或诊断无把握时不强求明确亚型。

（4）找到癌细胞，类型考虑为：

① 鳞状细胞癌：细胞呈多形性，核畸形性大，染色质粗，块状，核膜不光滑，常见核固缩，胞浆多少不一，副染色质区透亮，奇形怪状核多见，游离及散在癌细胞也较多见。

② 腺癌：核粘连成簇，可见三维的乳头状或腺样结构，胞浆多丰富，透明融合状、淡染，核圆或卵圆形，染色质颗粒细，核偏位多见，核仁多明显，坏死多见，游离的细胞量在普通涂片中较少见。

③ 小细胞癌：约淋巴细胞的 2～3 倍大小，常见沿黏液丝成"串珠"样分布，胞浆稀少，浓厚的染色质，核仁不明显或缺乏，三角核、镶嵌核等具特征性，易出现核碎裂。

④ 细支气管肺泡癌：常见合体型组织片，成开花型乳头状片段或指压样片段，细胞小到中等，胞浆尚丰富，核异形性小，粉状或颗粒状染色质，微小到显著的大核仁。

⑤ 转移性恶性肿瘤：此类肿瘤细胞的痰液检查敏感性不低于原发性肺癌，因此也可作为检测恶性肿瘤是否伴有肺部转移的重要手段。常见有：恶性黑色素瘤、肉瘤、肾细胞癌、乳腺癌、生殖细胞肿瘤、甲状腺癌等，在诊断时必须结合临床资料及原发肿瘤的病理形态学表现。

（本节相关图片见附录二图 1-1～1-10）

第二节　宫颈/阴道细胞病理学检查

宫颈癌是常见的妇科恶性肿瘤之一，发病率居全球女性恶性肿瘤第二位。我国每年有新发病例约 13 万例，占世界宫颈癌新发病例总数的四分之一，且发病年龄呈年轻化趋势，宫颈癌的预防与治疗任重道远。

宫颈/阴道细胞学是最早应用于临床及普查的细胞病理学检查，其始于希腊医生 Papanicolaou（巴氏）对阴道细胞学的研究，巴氏涂片现已被公认为到目前为止最有效的肿瘤普查项目。20 世纪末至今，宫颈/阴道细胞病理学检查得到了前所未有的发展，其中最显著的进步莫过于 1991 年 Bethesda 系统的正式发表（1988 年讨论提出），国内从 1994 年开始逐渐推广应用；几乎在同期引进的液基薄层细胞技术（Liquid-based Pap smear，LBP），使得涂片的标准化制作及涂片质量上了一个台阶,两者相互促进,在宫颈/阴道细胞病理学检查上取得了质的飞跃。此外,近几年应用于妇科细胞病理学的新技术、新方法还有 HPV 相关检查、计算机辅助阅片系统、DNA 定量分析等。

一、宫颈/阴道细胞病理学的临床应用

尽管宫颈/阴道细胞学(巴氏涂片)已有近 70 年的历史,但至今仍是筛选和初步诊断宫颈癌最实用和最有效的方法,现被广泛应用于防癌普查、监测病变发展和临床诊断。

(一)检查目的及应用范围

1.防癌普查及识别癌前病变,有利于癌及其癌前期病变的早期诊断,尤其是发现和诊断 CIN1-3、原位癌及肉眼不能发现的浸润癌。

2.对某些特殊炎症及良性病变具有诊断或辅助诊断作用。宫颈涂片可以显示细菌、真菌及病毒等特异性感染。

3.用于女性激素水平评估,指导内分泌治疗。

4.有助于随诊观察、判断病变有无进展,治疗后有无复发及转移等。

5.实验室检测,如在涂片的基础上应用 PCR 及原位杂交技术检测 HPV 的分型等。

(二)宫颈/阴道细胞学检查的病理生理基础

1.子宫颈癌是一种感染性疾病,与 HPV 感染密切相关,而细胞学检查对 HPV 感染后的形态学改变有较高的特异性。

2.子宫颈癌的生成是一个缓慢的过程,一般的宫颈癌前病变发展成为宫颈癌需要 5～10 年的时间,这为在癌前期发现病变提供了充分的时间和多次机会。

3.细胞病理学检查对 CIN、原位癌及早期浸润癌具有较高的检出率。

(三)宫颈/阴道细胞学检查的敏感性与特异性

作为一种初筛性手段,宫颈/阴道细胞学检查的敏感性与特异性是该项检查具有长久生命力的基础,必须在制作高质量涂片的前提下,努力提高细胞学诊断的专业水平,确保诊断的高敏感性与特异性。相关报道的数据差异极大,近几年的数据大多显示对 CIN 病变而言,细胞病理学检查的敏感性在 70％～90％不等,特异性在 80％～95％不等,其在很大程度上取决于取样规范、制片质量和诊断的专业水平。必须强调的是,宫颈/阴道细胞学检查的阳性结果,尤其是对 CIN 和癌,都必须经过组织学的确认后才能进行相应的处理(详见后)。

假阴性:是指取材制片中病变细胞丢失、镜检不仔细漏检或肿瘤细胞误认为正常的、炎性反应性改变的细胞等原因而报告阴性的情况。文献报道巴氏涂片的假阴性率在 6％～50％,通常为 10％左右。因此细胞病理学检查的阴性结果并不能否定临床肿瘤的诊断。假阴性诊断可能使患者延误或失去治疗机会。

假阳性:即把形态表现为反应性改变的细胞如炎症反应、退变、化生细胞、修复细胞等良性细胞当作 CIN 病变细胞甚至癌细胞而报告为阳性。通常巴氏涂片的假阳性率小于或等于 10％,假阳性诊断给患者造成不必要的伤害。因此,细胞病理学诊断应密切结合患者的临床资料,对临床未考虑恶性肿瘤的阳性细胞学诊断应慎重。

二、细胞病理学检查方法

（一）取样

正确的采集标本是提高检出率的重要环节,大多数假阴性诊断都是由于取材不当或样本量不足造成的。一份满意的宫颈细胞学的标本应包括宫颈各部分上皮,对癌前病变初起部位的移行带(鳞-柱交界区)的取材是很必要的,它是宫颈标本不可缺少的部分。

1.取样工具

（1）各类木质刮板,形状各异。

（2）扫帚状刷子。

（3）各种塑料件。

2.采集方法。虽然属于妇科医生操作范畴,但在开展此项检查时,应与妇科临床医生进行沟通,并告知其标准的取样方法。

（1）取材避开经期,取材前 24 小时不上药、不冲洗、不过性生活。

（2）分泌物较多时,可在取材前用棉签轻轻粘去,不可用力擦拭。

（3）取材应在直接观察下进行,确保取样部位在宫颈的鳞柱上皮交界处(即移行带),并保证宫颈刷对所取部位有一定的压力。

（4）将扫帚状采样器的中央刷毛部分轻轻地深插入子宫颈的通道内,以便较短的刷毛能够完全接触到外子宫颈。柔和地向前抵住采样器,并按一个方向转动扫帚状采样器刷取 3～5 周。

（5）宫颈刷子或刮板的尖端放入颈管的外口,以取得足够的细胞成分。

（6）在取样过程中,宫颈出血明显时应立即停止,在已转动取样刷大于两周的情况下通常细胞量已够标准。

（7）在一般情况下尽量避免短期内(小于 3 个月)重复取材,避免在宫颈冷冻、电灼、活检、锥切或激光等治疗期间或治疗后的短期内取样,以免出现假阴性结果。

（8）申请单填写应尽量完全,字迹工整,尽可能提供相关的临床信息。标本与送检单等应仔细检查、验收核对,并编号登记,切勿颠倒错号。尤其注意以下情况:

（1）窥阴器打开暴露宫颈时避免触及宫颈而引起出血。

（2）宫颈暴露后直接取样,千万注意不能在消毒后再取。

（3）刷子或刮板紧贴宫颈旋转 3～5 圈即可,出血时大于 2 圈就可以及时终止。

（4）液基取样时刷子放入保存液中刷洗 10 次或直接放在保存液中。

（5）子宫全切病人,用刮板比用刷子取样更合适。

（6）尽量避免将过多的血液和白带带入保存液中。

（二）制片

1.液基制片。液基细胞病理学(LBP)制片技术是 20 世纪 90 年代以来,国内外细胞学检查中被逐渐广泛应用的一种新技术,其主要的特点及相关内容详见工作规范章节。

2.传统制片。相对于液基制片,传统制片具有简单、成本低廉、易普及等优点,在我国实际国情下,普通制片还大有可为,仍推荐应用并重视和关注其制片质量。

（三）固定

注意以下方面:

1. 最常用的固定液是 95％酒精，但不同的液基厂家不尽相同，普通片有时采用喷雾固定。

2. 不管采用何种染色，传统制片后必须尽快固定，避免干燥后再固定。

3. 固定时间大于 15min。

（四）染色

宫颈/阴道细胞学检查涂片国际上通用的染色方法是巴氏(Papanicolaou,Pap)染色，作为妇科细胞学检查其具有明显的优点，应成为此项检查的标准染色法（染色方法详见工作规范相关章节）。

1.染色特点

巴氏染色细胞透明度好，胞核结构清晰，胞浆中颗粒分明，涂片色彩丰富鲜艳，因能显示鳞状上皮不同角化程度，可用于阴道涂片测定激素水平。宫颈涂片内分化差的小角化鳞癌细胞显示橘黄色胞浆，在红色坏死背景中特别突出，不易漏诊，是妇科涂片理想的染色方法。相比之下染液配制麻烦，染色步骤多，染液易陈旧，染色效果不稳定。EA50 染液配方稍复杂，但不易沉淀，染色效果较 EA36 稳定。

2.染色重点

（1）EA 染液调色。EA36 染液的酸碱度对巴氏染色的成功起着关键性作用，EA 36 染液由伊红、亮绿、橘黄及俾麦棕等染料配成，它们均属于酸性染料。在溶媒中其发色团是负离子部分，发色团可与蛋白质中带正电的氨基结合，从而使胞浆显蓝色、绿色、橘黄或红色，但蛋白质所带正负电荷的多少是随溶液的 pH 值而改变的。在偏碱环境中，蛋白质的羧基游离增多（带负电），在偏酸环境中蛋白质氨基游离增多（带正电），所以必须把染液 pH 值调至 5.2 为宜 。EA36 染液 pH 的调节，可用石蕊试纸法，也可用酸度计测试（当然用酸度计法最为准确）。但以上方法均比较麻烦，同时还要受到仪器设备的限制，不方便。本文采用一种简单方便的方法，即用 10％磷钨酸及饱和碳酸锂溶液直接测试。具体做法是：拿一张滤纸，先滴少量染液于纸上，若滴染液处呈紫色，说明染液偏碱，则滴加少量 10％磷钨酸；若显绿色，说明染液偏酸，则滴加少量饱和碳酸锂；并充分混匀，直至染液滴在纸上既显绿色又有红色，颜色鲜艳为宜。用此法测试染液 pH 同用石蕊试纸法测试一样，同样可获得满意的染色效果。磷钨酸在染色过程中，不但作为媒染剂可增加染料的着色力，同时磷钨酸与碳酸锂分别为弱酸和弱碱，实际上是一对缓冲剂，可中和分色及蓝化时可能留下的少量酸或碱，以保证染色达到理想效果。若涂片经 EA36 染色后，镜下观察效果不理想时，根据涂片着色情况，可于 EA36 染液中滴加少量 10％磷钨酸或饱和碳酸锂后重染 EA36 3～5min 而补救。比如：角化细胞浆不红，就滴加 10％磷钨酸。若角化前细胞浆也变红，就滴加饱和碳酸锂，如此边复染边镜下观察，直至获得最佳染色效果为止。

（2）分色。分色或酸化，对染色效果也很重要。分色目的是去掉胞浆中染上的多余苏木素，使胞核着色显示特异性。因此，经分色后的胞浆在镜下观察应无色为佳。若胞浆中还残留有苏木素染料，会影响 EA 染液的着色。结果会出现该红的胞浆不红，该绿的胞浆不绿，或不红不绿的现象，或看不到红蓝相间现象。因此，掌握好分色是关键。分色时间不能过短或过长，太短胞浆中苏木素除不尽，太长会把核上的苏木素也退掉，每次应在数秒内完成。盐酸浓度应偏低（0.5％为好），这样便于掌握分色的时间。

（3）蓝化或碱化。蓝化的目的是使胞核着色更具有特异性。经蓝化后的胞核紫中带蓝，这与红色的胞浆对比更鲜明。蓝化所用的碳酸锂是一种弱碱,因此蓝化过程中碳酸锂还可中和分色时可能残留下的少量盐酸,为 EA36 的着色创造良好条件。所以蓝化时间可适当长些,以肉眼观察涂片变蓝为好。

此外在浙江省还有大量医院采用 H.E 染色,与巴氏染色相比较其色彩单调,不利于上皮细胞成熟度分析,尤其对 HPV 感染后的特异性着色表现较差,故在妇科涂片中不推荐使用用该染色法,其染液配制及染色方法见相关章节。

三、细胞病理学诊断

(一)镜检规范

1.阅片前应仔细核对涂片和送检单编号。

2.阅读申请单上的病史及临床各项检查情况,特别对有症状的患者,应仔细了解基本临床情况如年龄、月经周期情况、是否应用内分泌药物替代治疗、有无采用宫内节育器、是否已绝经等。应用内分泌或类固醇药物可使阴道宫颈细胞出现疑似癌前病变的改变。

3.对有诊断意义或值得讨论的涂片区域作出标记以利于复查讨论。

(二)观察项目

1.各类上皮的细胞成分。

2.细胞的排列方式。

3.成群细胞的比邻关系。

4.单个细胞:胞核的形态,核边、核仁、染色质的情况,胞浆的情况,核浆比例等。

5.细胞的退变情况。

6.涂片背景和其他细胞成分。

(三)细胞病理学报告

目前国内使用 TBS 报告方式,详细说明见下述。

四、宫颈细胞病理学报告格式——TBS 报告系统

宫颈细胞病理学分类自 1943 年巴氏(George N Papanicolaou)提出五级分类诊断法以来,世界各国已沿用多年,为宫颈癌的防治作出重要贡献,使晚期宫颈癌发病率大大降低。之后从 Papanicolaou 分类系统到 Reagen 的不典型增生和原位癌的分类以及 Richart 的宫颈上皮内瘤变Ⅰ～Ⅲ级分类,由于对各种诊断术语的命名和理解缺乏一致性,造成了对病人处理上的混乱。1988 年美国国立癌症中心(NCI)由 50 余位细胞病理学家在马里兰州的 Bethesda 召开细胞病理学会议,提出了 TBS 报告系统,并在 1991 年出版发行了第一版 TBS 报告标准,而后在 2001 年作了第一次的大规模修订,并在 2004 年发行了第二版 TBS 报告标准。这被认为是自巴氏涂片使用以来最显著的进展,我国从 1994 年开始在各级医院逐步推广,现已成为宫颈细胞病理学主流的报告方式。本节主要以此方式阐述 TBS 各级诊断术语及其形态学标准。

(一)TBS 系统的诊断用语

1.检验方法。应指明:(1)传统涂片;(2)液基制片(制片方式及仪器型号);(3)其他。

2.标本质量。

(1)品质优良标本,可判读(如有影响因素则同时列出):

① 标本有标记,合格的含有详细临床资料的申请单;

② 鳞状上皮细胞量常规制片最低要求(CP)＞8000～10000(15/HP),液基制片(LBP)＞5000(10/HP),优秀的液基制片细胞数量应＞20000 个以上的细胞;

③ 柱状上皮细胞数量,CP＞5/堆×2 或 10/堆×1,LBP＞10 个以上;

④ 未见柱状上皮细胞需化生细胞(成熟或不成熟)＞10/堆;

⑤ 及时固定、送检。

(2)标本品质不良,无法判读的应注明原因,如:

① 标本不能接受而未处理:玻片碎裂、申请单与玻片记号不符、缺乏标记等。

② 标本处理和检验后发现品质不良的应注明原因。

3.自动阅片。注明使用的仪器名称,并简要说明结果。

4.判读结果

(1)无上皮内病变或恶性病变。

①微生物

● 阴道滴虫

● 真菌,形态学上符合念珠菌属

● 菌群变化,提示细菌性阴道病

● 细菌,形态学上符合放线菌属

● 细胞形态改变符合疱疹病毒

● 细胞改变,符合衣原体

②其他非肿瘤性所见(是否报告,自行选择,固定报告格式中不包括)

● 与下列情况有关的反应性细胞改变:

✓ 炎症(包括典型的修复)

✓ 放射线治疗

✓ 宫内节育器(IUD)

● 子宫切除术后腺上皮细胞状态

● 滤泡性宫颈炎

● 萎缩

③其他:主要描述 40 或 40 岁以上妇女发现的子宫内膜细胞。

(2)上皮细胞异常。

1)鳞状上皮异常

①非典型鳞状细胞（Atypical Squamous Cells,ASC）

● 非典型鳞状细胞,意义不明（Atypical Squamous Cells of Undetermined Significance,ASC-US）

● 非典型鳞状细胞,不除外上皮内高度病变（Atypical Squamous Cells,cannot exclude HSIL，ASC-H）

②鳞状上皮内病变（Squamous Intraepithelial Lesion,SIL）

● 鳞状上皮内低度病变（Low-grade Squamous Intraepithelial Lesion,LSIL）

● 鳞状上皮内高度病变（High-grade Squamous Intraepithelial Lesion,HSIL）

③鳞状细胞癌（Squamous Cell Carcinoma，SCC）

2）腺上皮异常

①非典型腺细胞，性质未定（AGC-NOS）：非炎症所致，应标明来自宫颈或子宫内膜或不能确定来源。

②非典型腺细胞，倾向于肿瘤（AGC-N）：可提示颈管或内膜来源。

③颈管原位腺癌。

④腺癌：提示颈管、内膜来源或来源不明或子宫以外的腺癌。

（3）其他恶性肿瘤。

5.解释、备注和建议

（二）TBS 系统的形态学诊断标准

以下为 TBS 系统中常见报告术语的细胞病理学诊断标准。

1.滴虫性阴道炎

● 滴虫呈梨形，大小约 $15\sim30\mu m$。

● 滴虫的核呈灰色，偏位于胞浆中（核梭形或卵圆形，其长轴多与胞体平行）。

● 滴虫胞浆灰蓝色，其内有时见嗜伊红小颗粒。

● 纤毛菌感染可伴随滴虫性阴道炎，但单纯出现纤毛菌不能诊断滴虫感染。

● 鳞状上皮细胞胞浆着色常不均匀，红染或嗜双色；核周常有小空晕出现。

2.真菌，形态学符合念珠菌属

● 念珠菌芽孢（$3\sim7\mu m$），假菌丝在巴氏染色中呈嗜伊红色或灰褐色。

● 假菌丝和长形芽孢沿其纵轴排列。

● 在破碎的嗜中性白细胞核与成卷的鳞状细胞团中见菌丝及孢子穿梭。

● 上皮细胞的"串起"现象在液基涂片中更常见到，甚至假菌丝不明显时在低倍镜下也可见到（"烤羊肉串"外观）。

注意：光滑念珠菌（球拟酵母菌）在巴氏染色时为形态大小一致的、圆形或卵圆形出芽性酵母菌，其周围绕有空晕，不形成假菌丝。

3.菌群变化，提示细菌性阴道病

● 小的球杆菌薄膜似的背景是明显的（称为"细菌过生长"）。

● 较多鳞状细胞被球杆菌覆盖，常沿细胞膜边缘排列，称为"线索细胞"。

● 明显缺乏乳酸杆菌。

● 液基涂片鳞状细胞为球杆菌覆盖，但背景是干净的。

4.细菌，形态上符合放线菌

● 放线菌为具锐角分枝状细丝样微生物，低倍镜下似破棉絮球。

● 白细胞团黏附到微生物的小集落上，外观呈"硫磺颗粒"状，周围见肿胀的细丝或"小棒"。

● 急性感染时可发现多量嗜中性白细胞。

5.细胞形态改变，符合单纯疱疹病毒

● 核呈胶质状似毛玻璃样，核边缘部深染似核套。

● 核内可见嗜深伊红色大小不一、形状不规则的包涵体，几乎占据整个核，其周围有晕或透明窄区，呈现程度不同。

● 体积增大的上皮细胞具有多个毛玻璃样的核呈相嵌拥挤排列，但不总是出现。单核有上述特征的细胞也可以诊断。

6. 细胞改变，符合衣原体

- 衣原体感染见于生长活跃的细胞、增生性细胞和化生性细胞。

- 衣原体感染细胞胞浆内出现包涵体：初体似小墨水滴状，其周围见小空晕位于胞浆边缘；网状体稍大，与初体相似，多位于核近处；球菌样体似球菌，多位于胞浆大空泡中。三种包涵体各自单独或混合出现。

- 衣原体感染的细胞增大时，胞浆内包涵体将胞核推向一侧，形似印戒细胞癌细胞，应注意鉴别（可通过免疫组化）。

7. 与炎症有关的反应性改变

- 细胞核增大（达到正常中层鳞状细胞核面积的 1.5～2 倍或更大）。

- 宫颈管细胞的核增大更明显。

- 有时可见双核或多核细胞。

- 核轮廓光滑、圆整，并大小一致。

- 细胞核可呈空泡状或淡染。

- 细胞核可轻度深染，但染色质结构和分布仍呈均匀的细颗粒状。

- 可见明显的单个或多个核仁。

- 细胞浆可呈多染色性、空泡化或核周空晕，但不伴有周围胞浆增厚。

- 化生的鳞状细胞可出现相似的变化，也可见到细胞浆突起（蜘蛛细胞）。

- 在典型的修复过程中，上述的各种细胞变化都可以看到；然而，细胞常为平铺的单层细胞，伴清楚的细胞边界（与一些高级别病变或癌的合胞体表现不同），流水状核极向，典型的核分裂像。核有改变的单个细胞通常不会出现。

8. 萎缩性细胞改变伴有炎症或无炎症

- 萎缩性鳞状细胞或外底层样细胞核增大而不明显深染。

- 常见裸核，为细胞自溶所致，常见核碎裂。

- 出现胞浆嗜橘红色或嗜伊红色，并且核固缩的外底层样细胞，类似角化不全细胞。

- 多量炎性渗出物、嗜蓝颗粒状背景，类似癌性背景（肿瘤性代谢物）。

- 无定形嗜蓝物质（蓝色小滴）成为涂片背景，可能为外底层样细胞退变所致。

9. 淋巴细胞性（滤泡性）宫颈炎

大量多形性的淋巴细胞，伴有或没有易染小体的巨噬细胞，淋巴细胞呈簇状或水流状，后者位于黏液之外。

10. 反应性的细胞变化，与放射有关

- 细胞明显增大，核浆比无明显增高。

- 可见奇异形细胞。

- 核增大呈退变表现：核淡染、固缩、污涂状及空泡出现。

- 核大小不一，细胞团中常见有增大的核和正常大小的核、双核和多核。

- 一些核可出现深染。

- 放疗后出现修复细胞时，可见明显核仁或多个小核仁。

- 胞浆出现空泡化和/或胞浆多染性。

11.反应性细胞变化与宫内节育器有关

- 腺上皮细胞呈小团状,通常每团 5～15 个细胞,背景干净。
- 偶见单个上皮细胞,核大而核浆比增高。
- 胞核常退变。
- 核仁可能明显。
- 胞浆量多少不等,可见大空泡将核推向一边呈印戒状。
- 类似沙粒体的钙化物不一定出现。

12.输卵管上皮化生

- 柱状宫颈管细胞呈小簇或假复层,常为密集的细胞团。
- 细胞核由圆形到椭圆形,可增大、多形性,并常深染。
- 染色质分布均匀,通常不见核仁。
- 核浆比可升高。
- 胞浆内有散在的空泡或呈杯状细胞样。
- 以存在纤毛和/或终板为特征,但仅发现单个纤毛细胞,不足以说明是输卵管上皮化生。

13.角化过度的细胞改变("角化过度")

无细胞核,但其他方面无明显变化的成熟多边形鳞状细胞,常伴有具角质颗粒的成熟鳞状细胞。常见空白腔或"鬼影核"。

14.子宫切除术后的腺细胞

- 表现为良性的宫颈管型的腺细胞,与宫颈管取材的腺细胞没有区别。
- 可见杯状细胞或化生的黏液性细胞。
- 类似于子宫内膜细胞的圆形至立方形细胞。

15. 其他(见宫内膜细胞)

- 见宫内膜细胞,形态如常。
- 年龄＞40 岁。
- 出现时间在月经期后 15 天。

16.非典型鳞状细胞

非典型鳞状细胞是指提示为鳞状上皮内病变的细胞改变,但从质量和数量上又不足以作出明确判断。基于推测为良性反应性改变的细胞学所见,应该仔细阅片,并且只要有可能,就应明确归为"无上皮内病变或恶性病变"。非典型鳞状细胞需要具备三个基本特点:①鳞状分化;②核、浆比例增高;③轻度核深染,染色质成块、不规则、模糊不清,或者为多核。分两个类型。

(1)ASC-US。

- 核面积大约为正常中层鳞状细胞核面积的 2.5～3 倍(大约 $35\mu m^2$)。
- 核浆面积比轻度增高(N/C)。
- 核轻度深染,染色质分布或核型不规则。
- 核异常伴随胞浆的强嗜橘黄色改变("非典型角化不全")。

(2)ASC-H:常见两种类型。

1)不典型不成熟化生型。

● 细胞常单个出现,或呈少于 10 个细胞的小片;偶尔在常规涂片上,细胞可以"成串"排列在黏液丝中。

● 细胞大小等同于化生细胞,其核大约较正常细胞大 1.5～2.5 倍。

● 核浆比接近 HSIL 的。

● 在判断标本是符合 ASC-H 还是 HSIL 时,若出现核的异常如核深染、染色质不规则、核形异常且呈灶性不规则,都更倾向于 HSIL 的判读。

2)拥挤细胞片。拥挤的细胞片、核极性紊乱或难以辨认有鳞状分化的特点(多角形的细胞、有致密的胞浆和明显的线性边缘)。

17.低级别鳞状上皮内病变

● 细胞单个或成片排列。

● 胞浆"成熟"或为表层型胞浆的细胞。

● 细胞大,胞浆多而成熟,边界清楚。

● 核增大,面积大于正常中层细胞的 3 倍,核浆比例轻度增加。

● 核不同程度深染,伴有大小、数量和形状的变化。

● 双核和多核常见。

● 核染色质均匀分布但常呈粗颗粒状,有时染色质呈煤球样或浓缩不透明。

● 一般无核仁,即使有也不明显。

● 核膜轻度不规则,但可光滑。

● 细胞浆的边界清楚。

● 核周空腔(挖空细胞化)是由边界清楚的核周透亮区及浓染的边缘胞浆组成,它是低级别鳞状上皮内病变的一个特征,但不是判读低级别鳞状上皮内病变所必需的。有时,胞浆浓稠并嗜橘黄色(角化)。

● 核周胞浆空腔化或强嗜橘黄色的细胞,必须同时具有核的异型性才能诊断低级别鳞状上皮内病变;只有核周空晕,而无核的异型性时,不足以判读低级别鳞状上皮内病变。

18. 高级别鳞状上皮内病变

● 病变细胞比低级别鳞状上皮内病变的小且较不"成熟"。

● 细胞可以单个、成片或合胞体样聚集。

● 核深染的细胞簇团应认真评价。

● 细胞大小不一,可与低级别鳞状上皮内病变细胞相近,也可以是很小的基底型细胞。

● 核深染,伴大小和形状的变化。

● 核增大,其变化程度比低级别鳞状上皮内病变的更大。一些高级别鳞状上皮内病变细胞核与低级别鳞状上皮内病变细胞核的大小接近,但胞浆减少,使核浆比例明显增高。另一些细胞的核浆比例非常高,但核比低级别鳞状上皮内病变的小得多。

● 染色质可纤细或呈粗颗粒状,分布均匀。

● 核膜轮廓很不规则并常有明显的内凹或核沟。

● 一般无核仁,但偶尔可见,特别是当高级别鳞状上皮内病变累及宫颈管腺体时。

● 胞浆的形态多样,可表现为"不成熟"和淡染或化生性浓染,胞浆偶尔"成熟"并浓染角化(角化性高级别鳞状上皮内病变)。

19.非角化型鳞状细胞癌

- 细胞单个或为界限不清的合胞体样。
- 细胞一般比高级别鳞状上皮内病变的细胞小,但有高级别鳞状上皮内病变的大多数特点。
- 核染色质呈粗块状,分布很不均匀。
- "肿瘤素质"常见,包括坏死性碎屑和陈旧性出血。
- 大细胞型非角化鳞状细胞癌可显示:嗜碱性胞浆,大而显著的核仁。

20.角化型鳞状细胞癌

- 细胞较少,常单个散在,聚集的细胞团较少见。
- 细胞大小和形状差异大,带尾细胞和梭形细胞常有强嗜橘黄色胞浆。
- 胞核大小差异大,核膜不规则,常可见多个浓染不透明的核。
- 染色质呈粗颗粒状,不规则地分布,有透亮的旁染色质。
- 可见大核仁,但较非角化鳞状细胞癌少见。
- 角化性改变("角化过度"或"多形性角化不全")可见,但若缺乏核异型,不足以判读为癌。
- 可见肿瘤素质,但通常比非角化鳞状细胞癌少见。

21.非典型子宫颈管上皮细胞

- 细胞呈片状或带状排列,细胞排列轻度拥挤,核重叠。
- 核增大,为正常子宫颈管细胞核的3～5倍。
- 细胞核的大小和形状轻度不一致。
- 细胞核轻度深染。
- 可见核仁。
- 核分裂罕见。
- 胞浆尚丰富,但核浆比(N/C)增高。
- 细胞界限清晰。

22.非典型子宫内膜细胞

- 细胞团小,每团常为5～10个细胞。
- 核与正常子宫内膜细胞相比,轻度增大。
- 核染色稍深。
- 可见小核仁。
- 胞浆少,偶有空泡形成。
- 细胞界限不清。

23.非典型子宫颈管上皮细胞,倾向于肿瘤

- 异常细胞排列呈片状、条带状,核拥挤、重叠。
- 偶见细胞团呈菊蕊团状或羽毛状排列。
- 核增大,染色质稍增多。
- 偶见核分裂。
- 核浆比升高,胞浆量减少,细胞界限不清。

24.子宫颈管原位腺癌

- 细胞排列呈片状、簇状、带状和菊蕊团形式,核拥挤、重叠,失去蜂窝状结构,单个异常

细胞少见。

- 一些细胞显示出明确的柱状形态。
- 细胞团有呈栅栏状排列的细胞核,核及带状胞浆从细胞团周边伸出("羽毛状")。
- 细胞核增大,大小不一,呈卵圆形或拉长形及复层化。
- 核染色过深,其特征为有均匀分布的粗颗粒状染色质。
- 核仁小或不明显。
- 核分裂和凋亡小体常见。
- 核浆比增高,胞浆量及黏液减少。
- 背景干净(无肿瘤素质或炎性细胞碎片)。
- 如果同时兼有鳞状上皮病变,也可见到异常鳞状上皮细胞。

25. 子宫颈管腺癌

- 大量异常细胞,典型的细胞呈柱状。
- 细胞可单个散在,两维片状,或三维簇团结构,合体聚集现象常见。
- 核增大、核多形性、染色质分布不均,染色质旁区空亮,核膜不规则。
- 可见巨大核仁。
- 胞浆通常有细小空泡。
- 可见肿瘤坏死素质。
- 还可出现异常鳞状细胞,表明同时存在鳞状上皮病变或腺癌伴有部分鳞状上皮分化。

26. 子宫内膜腺癌

- 细胞排列呈疏松的小团片(块)或弥散分布。
- 核轻度增大(分化好)至明显增大(分化差)。
- 核大小不一、失去极向。
- 在高度恶性的肿瘤中,染色质明显增多且不规则分布,染色质旁区空亮。
- 核仁小(分化好)至大或多个核仁(分化差)。
- 胞浆蓝染、有时缺乏,可见空泡或界限不清。
- 常有肿瘤性素质。

五、关于计算机辅助阅片系统(见工作规范相关章节)

1. 报告中须注明制片的方式。
2. 液基制片要告知制片原理及仪器类型、型号。
3. 应用 CCT 技术必须说明仪器类型、型号及结果,说明与人工阅片判读结果的对照情况。
4. 阳性样本必须进一步建议临床处理方法,或对结果进一步说明。
5. 必须手写签名并注明报告的具体日期。

六、质量保证及质量控制

为保证妇科细胞学的检查质量,保证检查的敏感性与特异性,作好质量控制,应注意以下几点:

1. 建立涂片质量评估及阅片质量评估。

2. 为保证诊断质量,应建立完善的细胞病理学医师和技术员的准入及定期考核制度。

3. 应加强对专业人员的业务培训和继续教育,不断更新和提高专业知识水平。

4. 妇科涂片工作量过大,常出现阅片疲劳或临床医生、病人及家属急催报告等情况,要避免和克服急躁情绪,认真负责处理好每一份报告。

5. 对于有疑问的涂片应反复观察,仔细斟酌,或加以讨论,低年资医师报告的阳性病例必须经过上级医师复审。

6. 对过去曾做涂片或活检的患者,必要时应参考或复阅有关资料,对活检与细胞涂片诊断不符的病例,应复片讨论或复查。

7. 新近诊断高级别病变以上的病例,条件允许时应复阅该病例五年内所有的巴氏涂片及纪录。

(本节相关图片见附录二图 2-1～2-40)

第三节　浆膜腔积液细胞病理学检查

浆膜腔积液主要指的是胸、腹、盆腔,心包腔,睾丸鞘膜腔等部位的液体异常增多,积液标本的细胞病理学检查是所有病理科或细胞学实验室的日常工作,是分析、诊断疾病的重要依据。在大多数情况下,伴有积液的疾病通常无外科活检及手术治疗指征,因此积液的细胞病理学诊断便凸显其重要价值,有着活检无法替代的意义。但由于间皮细胞形态的多样性,肿瘤细胞的退行性改变,诊断经验的缺乏及积液制片、染色等不规范,导致浆膜腔积液的细胞病理学诊断停留在非常原始的水平上,而现代诊治学的发展却要求对浆膜腔积液的细胞病理学诊断进行定性、分类甚至分型,因此高质量的制片,规范化的操作程序和诊断水平的不断积累和提高就显得十分迫切。

一、病因及病理生理

(一)浆膜腔积液的主要类型

1.胸膜腔积液:可为单侧或双侧。

2.腹膜腔积液(含盆腔积液)。

3.心包腔积液。

4.睾丸鞘膜腔积液。

5.胸、腹、盆腔,手术野及手术远端管腔冲洗液:虽产生的原因与下述因素无关,但其标本的处理与制片方法同上述标本相同,诊断思路相近,故通常将此类标本与上述标本归为同一类。

(二)浆膜腔积液的病因学

主要包括以下原因:

1.炎症:特异性、非特异性及过敏性炎症。

2.结缔组织病:如风湿病、系统性红斑狼疮等。

3.原发性间皮肿瘤。

4.转移性肿瘤。

5.循环系统疾病。

（三）病理生理学

除人为形成的各类冲洗液标本外,浆膜腔积液形成的病理生理因素如下:

1.血管或淋巴管通透性。

2.浆膜腔负压增加。

3.浆膜毛细血管或淋巴管压增高。

4.血浆胶体渗透压下降。

二、方法学

在浆膜腔积液细胞病理学检查中,细胞成分复杂,类型繁多,形态变异大,人为假象易出现,故诊断难度较大,其细胞病理学诊断建立在优质片子的基础上,细胞涂片的质量好坏直接关系到诊断的成功与否,因此采用正确的标本采集、处理、制片就十分重要。

（一）样本要求

1.样本送检时间应快速,保持样本新鲜,夏天应<1h。若必须存放较长时间,则建议采用以下方法:

(1)50％酒精与浆膜腔积液 1:1 混合预固定。

(2)存放在 3～5℃冷藏冰箱环境中。

2.标本量除非临床原因,一般应大于100ml,原则上越多越好。

3.适当加入抗凝剂:常加入总量的 10％ 0.106mol/L 的枸橼酸钠,混匀后送检。

4.避免交叉污染,用密闭的容器存放及传送。

5.标本必须有标记,且与申请单填写内容一致,同时送到实验室,核对清楚后,有签收记录。

（二）制片

1.离心

(1)标本自然沉淀 10～15min 后,取瓶底部的液体 50～100ml 装入两支尖底塑料离心管。

(2)2500～3000r/min,离心 5min。

(3)根据沉淀物的性状和数量决定下一步的处理方法。

① 量少时,直接倒尽试管内液体,试管竖直倒立在吸水的卫生纸上吸干水分,用吸管直接制片即可。

② 量多时:

● 用吸管吸取上清液弃掉,尽量吸干,然后再吸取沉淀物的上 1/3 涂片。

● 同时制成涂片及细胞蜡块。

③ 血量丰富的样本:吸取上 1/3 沉淀物放入50％酒精与冰醋酸的混合液中,振荡10min后再第二次离心(800～1000r/min,10～15min),可去除绝大部分红细胞,然后再按上述方法取样。

2.制片

浆膜腔积液的满意制片表现为细胞分布均匀,淋巴细胞、间皮细胞、组织细胞量丰富,多见,形态保存良好,核内结构清晰,无明显肿胀现象,细胞重叠区域少。

其制片方法主要有:

(1)直接涂片。即吸取或用棉棒蘸取沉淀物后直接涂片在玻片中央,单方向进行或用玻片推拉,即一张玻片以 5°角左右推拉下方加有样本的载玻片,此制片步骤十分重要。它要求:① 推片或涂片尽量均匀一致;② 吸出的标本中水分越少越好;③ 新鲜标本的制片效果远优于加防腐剂或预固定液的陈旧标本。

(2)液基制片。即取得沉淀物后,首先将样本置入细胞保存液中固定,然后再通过不同原理的制片方法将细胞转移到载玻片上,预处理步骤及制片原理同前述。

(3)细胞蜡块制作。若细胞量丰富时,此制片方式可显著提高检查的敏感性与特异性。在切片上细胞集中,一定程度上保留了原有的组织结构,更有价值的是由于可反复切片,为采用免疫组化、电镜、分子病理学等新技术提供了平台,因此值得推广。具体制作 CB 的方法见针吸细胞病理学相关章节。

(三)浆膜腔积液的固定

关键步骤是固定时间的把握,其原则:

1.制片完成,尤其是普通涂片完成后应做干燥处理,一般是在涂片边缘区域出现灰白干燥缘时立即固定(切记不能完全干燥后固定),液基薄片则因为已做吸附处理可立即固定。

(注:也有部分学者主张制片后立即固定,但显然脱片是不可完全避免的,此时要注意避免在固定缸内交叉感染)。

2.固定液常用 95% 酒精,也可用甲醇、乙醚酒精、Cannoy 氏固定液等,效果无显著差异。

3.固定时间建议不少于 30min。

(四)染色

1.常规染色。常用 H.E 染色和巴氏染色,具体见相关章节。

2.特殊染色。在临床应用的主要是:

(1)过碘酸 Schiff 染色(PAS 染色):可显示糖原存在与否。

(2)抗酸染色:对疑为结核性炎时用来查找抗酸杆菌。

(3)非特异性酯酶显示法(ANAE):组织细胞显示酸性红褐色颗粒,核绿色,而间皮细胞、肿瘤细胞不着色。

3.免疫细胞化学染色。随着制片技术的持续改进,细胞蜡块技术的推广应用和免疫组化染色技术的提高使免疫细胞化学染色在细胞病理学中的应用越来越广泛,使细胞病理学诊断更准确,敏感度、特异度更高,在浆膜腔积液中的应用也已有许多成熟的经验。

(1)标本的处理。用作免疫细胞化学染色的细胞学标本须注意以下方面:

① 采用涂有多聚赖氨酸或 APES 处理过的玻片须净化或用涂胶片防脱处理。

② 涂片面积最好 <2cm²,大体积的液基薄片可一分为二使用,CB 作免疫组化则是最佳选择。

③ 固定液以 95% 酒精为最佳,潮干后尽快固定。

④ 不能及时染色可置于 4～8℃ 冰箱中(连固定缸)。

(2)染色程序。类似于组织切片,推荐使用非生物素检测系统,详见有关章节。

(3)常用抗体。

① 间皮细胞:Cal,Mes,CK5/6,CK7.8/8.19,CR,Des,WF1 等。

② 上皮细胞抗体:EMA,CEA,CA19-9,TAG-72 等。

a．在推断原发部位时可用：肝癌——Hep，AFP；肺癌——TTF1，SPA；消化道癌——CA19-9；前列腺癌——PSA；卵巢肿瘤——CA125 等。

b．推断类型时可用：类癌等神经内分泌癌——CgA，Syn；恶性黑色素瘤——S-100，HMB-45，Melanin-A；非霍奇金淋巴瘤——CD45RO，CD3，CD92，CD20，LCA 等。

（五）分子病理学技术应用

在浆膜腔细胞病理学检查的辅助技术中，分子病理学技术的参与使其诊断的临床价值越显突出，虽然目前在省内应用尚不多见，但前景值得期待。这些技术包括：

1．原位杂交技术（包括 CISH、FISH ）及 PCR 技术。检测端粒或端粒酶，P16 基因甲基化，EGFR 相关基因，P53 基因等。

2．基因重排技术。

3．流式细胞仪技术等。

（六）电镜技术的应用

虽然目前临床应用电镜技术辅助诊断浆膜腔积液细胞病理学涂片尚不多见，但其价值不可否认。

1．标本要求

（1）需戊二醛（4％）和锇酸（1％）先后固定。

（2）塑料或专用配方包埋后超薄切片。

（3）铅铀电子染色。

（4）透视或扫描电镜观察超微结构并摄片。

2．应用价值

（1）间皮或上皮来源的鉴别：间皮细胞特有的细、密、长的微小绒毛相对于腺癌细胞的稀、短、粗具有重要的鉴别意义。

（2）肿瘤类型及其起源的确认。

（3）特殊结构与细胞器的认定。

三、细胞病理学诊断

（一）诊断资料的收集

1．必须详细了解的临床资料：症状、体征、既往史、相关影像学检查结果、生化结果、既往病检资料等。

2．镜下细胞形态的详细观察描述。

（1）一般记录：中性粒细胞（有、无、数量）；间皮细胞（数量、形态、分布）；组织细胞（数量、形态、分布、吞噬反应活跃度）；淋巴细胞（有、无、数量）；多核巨细胞及上皮样细胞（有、无、数量）；坏死碎片；核分裂像（有、无、何种类型细胞）；恶性肿瘤细胞（有、无、数量、形态描述、类型推断）。

（2）染色结果及记录。

（3）免疫组化结果及记录。

（4）其他辅助检查手段。

（二）描述性诊断术语及形态学标准

同痰液、消化道等部位的细胞病理学检查一样，目前浆膜腔积液的细胞病理学诊断也尚未有统一标准的诊断术语及形态学标准,结合省内实际情况,推荐使用以下诊断用语及标准,以供参考。

1.良性改变的各类细胞,未见肿瘤细胞:在制作的涂片标本满意的基础上作出上述描述性诊断,此类别中需分别描述下列各种表现(若存在),如间皮细胞正常形态或良性改变,淋巴细胞、组织细胞数量一般分散,未见其他上皮性细胞或恶性肿瘤细胞等。

(1)间皮细胞形态正常:包括三种形态学类型。

①小细胞型:圆或卵圆形,似基底细胞样。

②上皮型:胞浆相对丰富,均质,核居中,染色质呈细颗粒状。

③梭形细胞型:短梭形或纤维样,胞浆两端或多端有突起,且相互间常以突起相连接。

(2)间皮细胞的良性改变。主要有:

①肿胀变性:由于浆膜腔内脱落的间皮细胞长时间浸泡于胸腹水中,在渗入与吮入作用下,使细胞体积肿胀并发生相应的一系列变化,称为"肿胀变性"。间皮细胞脱落后,由于细胞膜渗透压的改变,细胞质内开始发生液化变性,即增大的细胞内出现一个或多个液化空泡,这些空泡使间皮细胞变为印戒样间皮细胞或泡沫样间皮细胞。这种变化为一种浆液性空泡而非黏液样或分泌性空泡。认识这种变化对鉴别间皮瘤细胞与腺癌细胞有帮助。间皮细胞或间皮瘤细胞胞质中的空泡多发生在离细胞膜很近的位置,胞浆多不嗜色,细胞膜趋向模糊;而腺癌细胞的胞浆着色明显,胞浆内的空泡多为黏液性或分泌性物质,细胞膜清晰。

②固缩变性:在浆膜腔积液中间皮细胞很少发生固缩变性,但可见到。间皮细胞在退变时所发生的细胞体积变小、核亦变小的间皮细胞称"固缩变性"。固缩变性一般出现在梭形间皮细胞中,其核固缩是固缩变性的最重要表现:核缩小,较正常小,有时可出现因核固缩而形成的"核周晕",核形不规则或畸形,核染质致密浓染,形成黑炭状核。有些细胞的核甚至出现核碎裂或核崩解,在胞浆中出现数个核碎片,此时应注意不要误以为核分裂。

③假性细胞团现象:是由肿胀变性的间皮细胞相互紧贴契合形成,极易误认为癌,其缺乏三维立体结构,细胞形态与普通肿胀变性的间皮细胞差异小。

④增生:正常情况下间皮细胞很少脱落,而在炎症、肿瘤等刺激下,细胞呈增生状态,其数量异常地增多,出现在浆膜腔渗出性积液的细胞亦增多。大多数由各种原因所引起的间皮细胞退化变性的,均为成熟的间皮细胞,即分化良好的细胞。但是可见到潜在的分化形态踪迹,即细胞呈小圆形或类圆形细胞、梭形细胞或其过渡型细胞(印戒细胞)。部分间皮细胞分化成熟,病变中所见到的大多数为成熟型细胞。而这些小圆形未分化或分化不全形态的细胞亦可少量混存其间,上述改变与因外力所获得的正常间皮细胞、间皮细胞异型增生和恶性间皮瘤的间皮细胞不同,分化成熟是退变间皮细胞的特点,因此利用这个特点可鉴别其与上述正常和肿瘤性间皮细胞之间的不同是至关重要的。而混存的未分化及其中间形态细胞,则可被用来与转移性癌的鉴别。

⑤核分裂像:细胞体积多较小,常与良性的间皮细胞相连接,细丝状的 DNA 清晰、量少。

(3)见多量中性粒细胞及其他炎症细胞,间皮细胞少,未见其他上皮细胞或恶性肿瘤细胞:提示炎症性病变可能。

(4)多量淋巴细胞。

(5)坏死或其他改变。

(6)大量嗜酸性粒细胞。

2.非典型间皮细胞:非典型并不代表确认为恶性,仅表示其与正常细胞形态学上的差别。间皮细胞非典型包括间皮细胞的核增大、核深染和核畸形;非典型的核分裂像;胞质显厚并发生嗜酸性变;多核间皮细胞显著减少;间皮细胞边缘突起;胞质由于核增大而减少;间皮细胞聚团倾向及类型发生变化。描述性术语包括以下几类:

(1)非典型间皮细胞,倾向于良性改变。发现有非典型间皮细胞,但不是恶性细胞,这类细胞可以是前面所描述过的形态学表现。

(2)非典型间皮细胞,但意义不明确。发现非典型间皮细胞,但因以下情况而不能确定其意义:①因退化变性而造成的非典型细胞;②因固定不及时而造成干式固定后的染色效果;③因细胞数量少而不能判断其意义;④不明原因造成细胞变异等。

(3)非典型间皮细胞,潜在意义上的间皮瘤可能,建议活组织检查。主要指间皮瘤的细胞分化好或恶性特点不太明显,而其他指标倾向于间皮肿瘤者。

(4)高度怀疑恶性间皮瘤,建议影像学引导下经皮胸穿活组织检查来进一步证实。形态学提示恶性的可能大,形态学改变又提示间皮源性肿瘤者。

(5)恶性间皮瘤(须除外腺癌可能)。建议活组织检查及免疫细胞化学染色证实并综合判断,常见细胞形态学类型如下:

①梭形细胞型:此类型细胞以梭形细胞为主,这种梭形细胞亦有两种:一种是小圆细胞型中混存的小短梭形细胞。另一种则是体积较大的长梭形或纤维形细胞,这种细胞体积大并有较丰富的胞质,甚或形成所谓"带状细胞",其核染质深染,核亦呈梭形或长椭圆形,核仁清晰。除梭形细胞外,还有混存有小圆形、印戒样及上皮样类型的瘤细胞。小圆形和印戒样瘤细胞在多数情况下为散在分布,偶见成簇状、小团状存在。上皮样类型瘤细胞则表现为重叠堆积样和成团状的细胞群,细胞的排列构成类腺样结构,本型中此类细胞较少见。更多见的则是介于梭形细胞与上皮样细胞之间的改变,其外形似梭形细胞,但其构成腺样结构或菊形结构,显示了两者细胞之间的过渡形态,这是一种动感形态的定格。

②上皮样细胞型:以上皮样细胞为主要形态表现与腺癌的形态相似,上皮样细胞型间皮瘤形态表现具有上皮样瘤细胞的异形特点,可分为分化良好的类型和具有异形性或分化差的类型。分化良好者,肿瘤细胞呈乳头状或腺管样排列(桑葚样细胞团)。细胞多数为低柱状或立方形,细胞体积较小且大小较一致,排列整齐,胞质嗜酸红染,显厚;核圆形或椭圆形,核染质较细而均匀,可见小的核仁,核膜薄而光滑规整,无畸形核,核分裂像不见或极少见。与良性间皮细胞相比较具有:核染质稍显粗糙,核深染明显不同;细胞呈乳头状、小梁状、腺样细胞团等聚团倾向更明确,桑葚样细胞团外周细胞显松散;细胞间连接不紧密,核增大较明显。

③混合细胞型:恶性间皮瘤最多见的类型,几乎在很多情况下均可见各种不同类型的细胞,只是所占比例有所不同。

3.转移性恶性肿瘤。指转移至浆膜的恶性肿瘤,主要是转移癌。恶性肿瘤浆膜腔转移所造成的恶性浆膜腔积液是恶性肿瘤的晚期表现,其与原发性的间皮瘤或间皮增生最主要的鉴别要点在于后者有以下特点:

① 间皮瘤存在混合性特点,形态多样。

② 过渡类型的间皮混合存在,包括良性的间皮。

③ 片状的间皮细胞团较少有显著的三维立体结构。

④ 微绒毛裂隙样结构(开窗现象)。

⑤ 细胞间顶端连接。

⑥ 似鳞非鳞,似腺非腺样。

在胸膜转移性恶性肿瘤中,成年男性中以肺癌、胃肠道癌、恶性淋巴瘤为最多见,腹膜腔以胃肠道癌、前列腺癌、恶性淋巴瘤最常见;成年女性在胸腔中以乳腺癌、肺癌、卵巢癌及恶性淋巴瘤最多见,腹腔则是卵巢癌、胃肠道癌及乳腺癌占前三位;儿童在两个部位相差不大,最常见的是白血病、淋巴瘤、Wilms 瘤及神经母细胞瘤。

转移性癌组织学类型 85% 以上是腺癌,其次为小细胞未分化癌、鳞状细胞癌等;其他恶性肿瘤中以恶性淋巴瘤多见,还可见恶性黑色素瘤、精原细胞瘤、肾母细胞瘤等。

考虑为转移性癌的报告术语分为以下几种:

(1)少量异常上皮细胞(可疑癌细胞)。虽然在浆膜腔积液中常常见到瘤细胞数量很多的情况,但有时也可见到其中有很少量瘤细胞或异常细胞的情况,其形态学标准或细胞数量尚不足以确认为恶性的一种细胞学诊断用语。

(2)肯定恶性上皮细胞,其类型可能是:

① 鳞状细胞癌。在浆膜腔积液中的鳞状细胞癌形态学特征有如下的改变:

a.炎性细胞(中性粒细胞、淋巴细胞及浆细胞等)及红细胞背景较为突出。

b.癌细胞数量通常较少。

c.细胞体积小,外形多样,多边形、圆形、纤维形等;核浆比等于或小于 1;胞质明显嗜酸、染深伊红色,显均质样;核畸形明显,核深染如墨炭状;核居中,核外形不规则,或呈长杆状。

② 腺癌。浆膜腔积液标本中最常见的转移癌类型,细胞形态学特点与其组织学类型特点相应或类似,在一些特殊形态表现的样本中有时对提示原发病灶有一定价值,如肝细胞癌、卵巢癌、黏液腺癌等,尤其在应用辅助技术时更有价值,但在绝大多数情况下细胞病理学报告只确认为恶性(癌),而不提示其原发来源。一般的形态学特点如下:

a.细胞体积大,常散在或聚集成团,立体感明显。

b.胞质呈圆形或卵圆形,体积大,可见黏液空泡。

c.核偏位,圆形或卵圆形,染色质呈粗网状或粗颗粒状,染色深;一个或多个畸形核仁,直径可达 4～5μm。

d.可出现印戒细胞、癌巨细胞或多核癌巨细胞和常见病理性核分裂像。癌巨细胞常混杂于成团脱落癌细胞中。

e.癌细胞团中央可出现空隙腔样结构;癌细胞团中央部细胞染色较淡,边缘癌细胞及胞核呈不规则扁平状,染色深而胞质少,呈镶边样结构。此外还有梅花状、乳头状等。

f.临床表现、症状、体征及影像学特征对判断原发灶具有参考价值。

g.恶性细胞与间皮细胞之间形态学差异明显,通常无过渡类型细胞,也就是确认为恶性细胞时应同时看到形态良好的间皮细胞作对照。

③ 小细胞未分化癌。小细胞未分化癌(small cell carcinoma)是一类高度恶性的神经内分泌癌,细胞形态常表现为小淋巴细胞样或燕麦样,以原发于支气管最为多见。

癌细胞在浆膜腔积液中表现为小簇状细胞团,细胞团由数个或数十个细胞构成。细胞之间可见明显的连接结构,如镶嵌状结构,一个细胞的外周切迹与另一个细胞外周切迹呈平行关系,相互包绕。胞质极少,几乎不见。细胞核常为三角形、短梭形及卵圆形等。细胞之间有明显的间隙。成小团的细胞,其外周不规则,无弧形外观;其内细胞相互包绕重叠,形成塔式俯视形状;核形不规则,核染色质粗深,核仁、核膜不明显等。在浆膜腔积液涂片中尽管细胞还是偏小,但由于在液体中浸泡的原因通常癌细胞形态大于其他的细胞学涂片所见。

④ 低分化癌(恶性肿瘤细胞),不能确定类型。低分化癌可有散在分布和呈小团状分布的特点。散在分布的细胞有明显的着色胞质、细胞体积大于小细胞未分化癌的癌细胞,成团的细胞有一定的分化形态,如腺样、乳头状等,由于形态学无明显的特异性,只能定性而不能明确分类,甚至确定为上皮来源都有困难。

4.淋巴细胞异常。非霍奇金淋巴瘤多见,分为以下报告诊断术语。

(1)淋巴细胞异常,可能是恶性淋巴瘤,但结核须除外。

(2)淋巴细胞异常,考虑非霍奇金淋巴瘤,建议查找可能的病灶并作活组织检查证实:浆膜腔非霍奇金淋巴瘤(Non-Hodgkin's lymphoma,NHL)细胞形态表现为大量单一类型的幼稚淋巴细胞。这些淋巴细胞具有明显的异形性,表现为:细胞肥大饱满,核染质粗多、深染和深浅不一及不典型核分裂像多见;胞质稀少,但十分明显;细胞类型单一,基本不混有其他类型的淋巴细胞。肿瘤性淋巴细胞在一种类型细胞的前提下,可有体积大小的略微不同。

(3)恶性肿瘤,考虑霍奇金淋巴瘤:主要特点就是发现其具有诊断意义的R-S细胞,形态学表现类似于组织学所见,不再详细介绍。

5.其他恶性肿瘤。包括精原细胞瘤,恶性的未成熟性畸胎瘤,恶性卵黄囊瘤,胚胎癌,肉瘤,恶性黑色素瘤等,由于其形态表现恶性,细胞异形性大,诊断恶性不难,而确定类型则通常依赖于病史、应用辅助技术或活检。

(三)报告单书写注意事项

1.常规书写项目中应包括制片方式,液基制片应报告所用仪器的规格及类型。

2.留档的报告单(即一般的申请单背面)应记录送检样本的大体所见。

3.如应用辅助检查及辅助技术应记录并报告相应的结果。

4.签名必须手写。

(本节相关图片见附录二图 3-1～3-22)

第四节 尿液脱落细胞病理学检查

尿液脱落细胞病理学检查主要通过观察包括来自肾实质、肾盏、肾盂、输尿管、膀胱、尿道及其附属腺体脱落并随着尿液排出体外的细胞形态学改变,从而检测有无肿瘤性病变、随访肿瘤的复发进展及高危人群的大规模普查等。由于西方国家泌尿道肿瘤高发,此项检查开展较为广泛,制片及诊断水平高于国内,故采用规范化的取样、不断提高阅片水平对推广此项检查十分关键。

因尿液理化性质的影响,脱落尿中的细胞会很快发生退变,导致诊断困难。此外尿液脱落细胞数量常较少,故标本的正确及时采集和制片显得尤为重要。

一、尿液脱落细胞病理学检查的应用范围

1.中高度恶性肿瘤的诊断

2.监察肿瘤的疗效及复发

3.分化良好的尿路上皮癌价值较小

4.高危人群的机会性普查

二、细胞病理学检查方法学

（一）标本留取

送检尿液标本主要有以下类型：

1.自然尿液。因尿液在膀胱积存数小时细胞已有退变,因此应避免采集清晨第一次尿液,以新鲜的中段尿液为最佳,门诊病人可以收集任何一次新排出的尿液（女性应事先清洗外阴）。由病人自行收集,送检尿液量应大于 200ml,用洁净的密闭容器存放。怀疑尿道肿瘤者收集前段初始尿,怀疑肾盂肿瘤者应令其活动腰部、变换体位甚至轻叩双侧肾区后留尿。尿液标本应立即送病理科处理,原则上间隔时间应小于 30min。若不能及时处理应加入与尿液等量的 50％乙醇或 10％福尔马林固定以防细胞退变。尿液检查最好连续送检 3 次。

2.导尿管导尿。从尿液检查角度讲为最佳方式,在最大限度上减少了细胞的退行性改变,且细胞量多,污染机会少,细胞形态较自然排出尿好。缺点是很多细胞由于是非正常脱落而出现人为假象,较突出的是轻微摩擦造成的上皮碎片可折叠形成假乳头,它与低度恶性乳头状尿路上皮癌的鉴别有时很难。要求送检量及送检时间与自然尿液收集相同。

3.膀胱冲洗液。用导尿管排空膀胱尿液,用生理盐水 200ml 反复冲洗膀胱,取该液离心沉淀涂片。肾盂及输尿管也可用生理盐水冲洗病变部位,收集冲洗液送检,是细胞量最为丰富的泌尿道样本,但由于取样过程有人为的影响,并且尿路上皮具有易损、形态改变显著的特点,更须注意诊断标准的控制。

4.内窥镜直视下刷取涂片。细胞新鲜而且丰富,除了需注意挤压等改变外,它是所有样本中阳性率最高的取样方式。

（二）尿液涂片制作

1.离心沉淀涂片。由于尿液中上皮细胞量在绝大多数情况下较少,所以常用多管两次离心收集细胞的制片方法。

（1）第一次离心。200ml 尿液分装 50ml 大离心管四支,2500r/min,10min,将沉淀物收集并用 50ml 95％酒精固定并振荡混匀,血液量丰富标本可加用 10％冰醋酸处理。

（2）第二次离心沉淀。800～1200r/min,8～10min,将沉淀物用吸管吸取后直接涂片3～4 张。

（3）稍阴干后立即固定于 95％酒精,常规 H.E 染色或巴氏染色,其操作相同于浆膜腔积液标本。

2.液基薄片制片。由于其具有保存、固定及时、可重复制片等优点,在尿液的细胞病理学制片中具有一定优点,其前期的处理与上述常规两次离心相同,接着立即把沉淀物固定在保存液中,再通过不同的液基制片方式转移到玻片上。

3.尿液沉渣细胞蜡块切片。制作方式及优点同浆膜腔积液检查,目前主要应用于科研及分子病理学检测。

（三）尿液涂片满意标准

涂片的满意与否主要是看有无上皮细胞的存在及其形态的变性。William M. Murphy 提出的标准是在一个有两张涂片的自然排出尿的制备中,非表层细胞（基底细胞,傍基底细胞或中间细胞)不得少于 5 个,膀胱冲洗液标本不得少于 15 个。

1. 满意标本。诊断性细胞(上皮细胞)存在且没有严重变性。

2. 不满意标本。无诊断性细胞(上皮细胞)存在或有普遍性上皮细胞变性,细胞核肿胀、裂解、消失,使细胞学诊断的形态学依据丧失。

三、细胞病理学诊断

泌尿道肿瘤以尿路上皮癌最多,阳性率与肿瘤病理类型及分级有关。尿路上皮乳头状瘤、黏膜异型增生和低级别乳头状尿路上皮癌的细胞学较难识别,阳性率很低;高级别尿路上皮乳头状癌及其他类型分化较差的浸润性癌则阳性率较高。慢性感染和结石等疾病可引起细胞形态变异,因尿理化性质变化也可引起细胞严重变形而给诊断带来困难,因此诊断时必须详细了解病史,并与膀胱镜检查和活检密切配合。

(一)描述性报告

目前尿液细胞病理学检查的描述性报告术语也尚无统一规范,建议描述性诊断用语如下:

1. 阴性

未见癌细胞(Urine Cytology-Negative),描述包括以下情况:

(1)无细胞成分存在,建议重新送检(Urine Cytology-Unsatisfactory)。

(2)未见癌细胞,有急性炎症存在。

(3)未见癌细胞,反应性尿路上皮细胞存在。

(4)未见癌细胞,反应性/增生性尿路上皮细胞存在。

(5)未见癌细胞,结晶体(或其他对临床有用的发现)存在。

2. 见非典型尿路上皮细胞(Urine Cytology-Atypical)

(1)非典型尿路上皮细胞存在,倾向于反应性变化,建议复查。

(2)非典型但严重退变的尿路上皮细胞存在,建议复查。

(3)非典型尿路上皮细胞存在,不排除低度恶性癌细胞,建议进一步检查。

3. 癌细胞或可疑癌细胞存在(Urine Cytology-Positive)

(1)可疑癌细胞存在,建议膀胱镜活检(Urine Cytology-Suspicious)。

(2)低度恶性尿路上皮癌细胞存在,建议膀胱镜活检证实。

(3)尿路上皮癌细胞存在,倾向于高度恶性,建议膀胱镜活检证实。

(4)高度恶性尿路上皮癌细胞存在,建议膀胱镜活检证实。

(5)恶性肿瘤细胞(癌细胞),建议膀胱镜活检。

(二)尿液细胞病理学描述性报告的几点解释

1. 阴性。未见癌细胞(Urine Cytology-Negative)

尿液细胞病理学检查的目的在于发现泌尿道上皮肿瘤,其报告以有无癌细胞为准绳,未见癌细胞并不等于没有癌的可能,阴性也并不等于正常。未见癌细胞这一诊断的特点是以单个的中间细胞为主,有部分表层细胞。在特定的条件下,未见癌细胞如不加以说明可能会误导。以下内容应选择性地在报告中进一步描述。

(1)无细胞成分存在,建议重新送检(Urine Cytology-Unsatisfactory):这是无诊断意义标本,此类标本如频繁出现要考虑系统内或系统外因素。

（2）未见癌细胞,有急性炎症存在。急性炎症引起上皮细胞变性坏死,标本中保存完好的上皮细胞很少,残存上皮细胞常有轻度的异型性。有时细胞学诊断医师无法判断炎症是感染性还是肿瘤性的,如临床医师认为不是感染性的,应在急性炎症控制后复查。

（3）未见癌细胞,反应性尿路上皮细胞存在。反应性尿路上皮细胞产生的原因有炎症、结石、放/化疗后、细菌性/病毒性膀胱炎、药物作用、插管等。诊断的要点是细胞具有不同程度的异型性,但在正常和异型细胞间由于有很多过渡型细胞而缺乏明确的界限,仔细观察后能确认不是癌细胞,如有疑问应放入下一组诊断中考虑。最显著的变化在表层细胞,它的细胞核可变大增多,异型性增加,但核质比仅略微增加,正常核分裂可见,核染色质变深变粗但分布仍然均匀,核仁突出,核膜不规则并增厚,细胞质深染,可出现空泡,这些变化轻微时要与低度恶性尿路上皮癌鉴别,一旦出现核仁突出和胞质空泡则可以排除低度恶性尿路上皮癌,需要进一步鉴别的有反应性变化和高度恶性尿路上皮癌。

（4）未见癌细胞,反应性/增生性尿路上皮细胞存在。标本的细胞数随标本采集方式的不同而不同,自然排出尿细胞数较少,以单个细胞为主。导尿管及膀胱镜术中采集的标本可见到较多的表层细胞、上皮细胞团和假乳头样细胞团。

（5）未见癌细胞,结晶体（或其他对临床有价值的发现）存在。

2.非典型尿路上皮细胞（Urine Cytology-Atypical）。由于细胞学诊断技术本身的局限性和诊断者经验的差异而不能明确诊断。另一方面在癌变的过程中也会有一个中间状态。通常在这种情况下需要复查或进一步检查,根据具体情况可在以下诊断规范中选择。

（1）不典型尿路上皮细胞存在,倾向于反应性变化,建议复查。这是上一组类似诊断的延伸,不同的是在上一组中经过进一步观察可以排除恶性,在这一组中则不能。

（2）不典型但严重退变的尿路上皮细胞存在,建议复查。细胞有异型性同时有明显细胞退变,不能确定是肿瘤引起或是炎症等良性因素造成。轻微异型性要与低级别癌或交界性肿瘤鉴别,显著异型性要与高级别癌区分。如膀胱镜检发现乳头状增生对诊断低级别癌有帮助。

（3）不典型尿路上皮细胞存在,不排除低度恶性癌细胞,建议进一步检查。常见于自然排出尿中有原因不明的细胞数增多和出现乳头样细胞团。低度恶性尿路上皮癌细胞可以几乎没有异型性,尿中乳头样细胞团也可有可无。所以,在细胞数增加又无相关病史的情况下,低度恶性癌细胞不能排除,建议复查或膀胱镜检查。

3.癌细胞或可疑癌细胞存在（Urine Cytology-Positive）:是尿液检查的阳性报告。诊断术语可解释为:

（1）可疑癌细胞存在,建议膀胱镜活检（Urine Cytology-Suspicious）:可见较为明确的异型细胞、核和浆的改变接近典型的恶性细胞,但在数量上较少,制片质量欠缺。

（2）低度恶性尿路上皮癌细胞存在,建议膀胱镜活检证实:大量出现的乳头样细胞团,细胞结构清晰,三维立体感强,无明显的退行性变,但细胞异型性小,重复检查结果一致。

（3）尿路上皮癌细胞存在,倾向于高度恶性,建议膀胱镜活检证实。

（4）高度恶性尿路上皮癌细胞存在,建议膀胱镜活检证实:这两类诊断的细胞形态学表现相同,细胞个体恶相突出,都有典型的恶性肿瘤细胞存在,关键是前者的细胞数量较少而不能直接诊断。

（5）恶性肿瘤细胞（癌细胞）,建议膀胱镜活检证实:细胞学确认为恶性细胞而不能确定其组织学类型时的报告方式。

（本节图片由加拿大多伦多总医院细胞病理科曹跃华医生、中国人民解放军总医院（301）病理科杨敏医生友情提供，特此致谢。相关图片见附录二图 4-1～4-12）

第五节　乳头部位的细胞病理学检查

乳头部位的细胞病理学检查包括乳头溢液细胞病理学检查和乳头刮片细胞病理学检查。乳头溢液细胞病理学检查是指把自然或挤压乳腺后从其乳头导管开口处溢出的液体制作成为涂片（非哺乳期），在镜下进一步观察细胞形态而诊断乳腺病变（主要是大导管病变）的细胞病理学检查方法。乳头刮片则是通过刮擦有病理改变的乳头部位，如糜烂、溃疡、破损处取得细胞并制片，镜下观察细胞形态学改变而诊断乳腺病变（主要是大导管病变）的细胞病理学检查方法。乳头溢液及乳头刮片细胞病理学检查的主要目的是用于检查有无大导管病变，尤其是对导管内乳头状瘤、乳头湿疹样癌、浸润型导管癌等的诊断有较大价值，其诊断结果可作为临床诊治的依据之一。

一、方法学

（一）标本采集

1.乳头溢液。正确的取样方法能非常显著地提高乳头溢液相关病变的检出率。

（1）挤压方法：在乳头处取溢液前必须告诉患者进行乳腺按摩，具体是双手从乳腺外周四个象限的不同方向由外向中间挤压按摩，单向进行，反复按摩十次以上后，最后在乳晕处向乳头方向挤压，得到的液体全部收集在玻片上，如量大也可用试管收集。

（2）观察并记录溢液的性状：溢液可以是血性、浆液性、乳样液、水样及脓性液等。记录其性状及数量。

① 血性溢液：深浅不同的红色或褐色，以导管乳头状瘤最多见，其次为乳腺癌，尤其是导管内乳头状癌，还见于乳腺增生症和乳腺导管扩张症等。

② 浆液性溢液：微黄色，稀薄透明，见于导管周围炎（伴或不伴导管扩张）、导管内乳头状瘤、乳腺增生症、乳腺癌等。

③ 水样溢液：无色透明，清澈如水，约 5％ 由乳腺癌所致。

④ 乳汁样溢液：乳白色，多见于停止哺乳后的积乳妇女，此外见于乳腺增生症、溢乳闭经综合征、口服避孕药等。

⑤ 黏液性溢液：黏稠，常为双侧多导管自动溢液，见于更年期妇女、乳腺导管扩张症。

⑥ 脓性溢液：黄色或乳黄色，浓稠，有时带血，见于急慢性乳腺炎、乳腺导管扩张症和乳腺结核。

2.乳头刮片。用干燥洁净的玻片直接刮擦病变处，注意如病变处因干燥结痂，则需用生理盐水或 75％ 酒精湿润后刮除痂皮，然后再刮取糜烂处细胞，若刮取的细胞量丰富则可见玻片上附有大量白皙的碎屑状物。

（二）涂片制作

1. 直接涂片。一般情况下收集到的样本均直接涂抹在玻片上即可，应注意涂抹均匀，在固定前需稍干燥，一般小于 1min，立即固定在 95％ 酒精中。

2．离心涂片。在溢液量丰富时可用试管收集，离心制片或直接液基甩片（即 Cytospin 技术）。

3．染色。H．E 染色或巴氏染色最常应用。

二、细胞病理学诊断

乳头溢液及乳头刮片的细胞病理学检查必须在镜下仔细全面观察涂片的细胞形态，并结合临床资料及病史才能作出诊断。

1．非肿瘤性病变。主要包括乳腺导管周围炎（导管扩张症）、内分泌性溢乳、乳头湿疹、溃疡等，主要表现为多量的炎症细胞和泡沫样组织细胞，常见细胞坏死碎片，导管上皮细胞较少，成片则更加罕见。

2．乳腺导管内乳头状瘤。引起乳头溢液的常见原因。上皮细胞呈片状分布，排列成乳头状或分支状，细胞体积较正常大，胞质丰富，可见空泡。细胞团周边细胞核常被挤压而变扁，有轻度畸形，出现半月形细胞包围另一细胞，呈镶嵌状、松果样细胞团。此外可见中性粒细胞、泡沫细胞及吞噬细胞等，要注意上皮细胞的畸形性大小不能作为判断良、恶性的唯一依据。

3．乳腺导管内癌及浸润性导管癌。癌细胞呈散在或松散细胞团，细胞间黏着度差常发生变性。胞质破坏，有的胞质内有分泌空泡。胞核肿胀或固缩，结构均质化。细胞核重叠、镶嵌、推挤，核异型性明显，深染，核边不规则增厚，背景可见肿瘤性坏死碎屑。

4．乳头湿疹样癌（Paget 病，佩吉特病）。主要有三种类型细胞及炎症、坏死背景。

（1）佩吉特细胞。瘤细胞体积大，胞浆丰富，淡染，空泡状。胞核大而深染，染色质呈块状集结，异型明显。

（2）腺癌细胞。核不规则，深染，畸形，具备普通恶性细胞特征。

（3）表皮样角化或角化不全型细胞。类似于角化不良性鳞状上皮细胞，核固缩状，胞浆红染或橙色。

（本节相关图片见附录二图 5-1～5-10）。

第六节　纤维支气管镜刷片及灌洗液脱落细胞病理学检查

纤维支气管镜细胞病理学检查是由纤维支气管镜下取材进行细胞病理学诊断的检查方法。由于直视下取材，检查的敏感性与特异性均比痰液检查高，现已成为肺癌（肺部病变）细胞病理学检查的主要手段，在很大程度上取代了痰液检查，成为与活检并存的常规病理检查方法。

一、方法学

（一）取样

主要包括两种方式：

1．直视下刷检：在纤维支气管镜直视下选择可疑病变处刷取细胞，如同时活检则建议先刷检后活检，刷取部位可单处或多处，分别标明部位。

2．细支气管肺泡灌洗液：在可疑区域选择用生理盐水冲洗病变区域及其远端的气管及肺泡腔后吸取冲洗液送检。

（二）制片

主要采用 3 种方式制片：

1. 直接涂片。用纤维支气管刷在玻片上，一个方向反复涂抹 3～5 次，每个部位一张，并分别作好标记后立即固定。

2. 液基薄片。将刷取的细胞直接涮洗在细胞保存液中，再通过不同的液基制片方式制成薄片。

3. 离心沉淀涂片。主要用于灌洗液的涂片制作，方法同浆膜腔积液处理（详见相关章节）。

（三）固定及染色

制片后尽快用 95％酒精固定，时间大于 15min；常用染色方法为 H.E 及巴氏染色，方法同一般涂片。

二、细胞病理学诊断

纤维支气管镜刷片及灌洗液涂片的镜检及镜下表现类似于痰液涂片，不同之处在于其细胞量明显增多，尤其是纤毛柱状上皮细胞丰富，各种变异形态多见，鳞化细胞也经常出现，要注意鉴别。目前国际上也尚无统一的诊断术语，推荐如下报告格式及相应形态学标准：

（一）上皮细胞阴性

包括以下三种情况：

1. 上皮细胞形态正常，未见炎症反应性改变：上皮细胞形态如常，结构清晰，无退化变性细胞、炎细胞、坏死等现象。

2. 上皮细胞形态基本正常，见炎症反应性改变：有炎症或其他原因所致的退化变性柱状上皮细胞、炎细胞、坏死等现象。

3. 上皮细胞形态基本正常，见结核样改变：因炎症或其他原因所致的退化变性细胞、炎细胞、坏死等背景的基础上，发现类上皮样细胞、朗汉斯巨细胞及干酪样坏死，可提示或建议结核杆菌检查。

（二）上皮细胞异常

可见形态有改变的上皮细胞，但尚不能确认为癌或癌前病变细胞，可分为以下两种情况：

1. 发现具有非典型增生的细胞，但不能明确其意义或不能判断其意义。

2. 发现具有非典型增生的细胞倾向肿瘤或腺癌细胞，其形态学判断标准如下：

（1）上皮细胞的形态结构发生变化。细胞体积增大并呈高柱状，纤毛与刷状缘可存在；细胞外形由正常的细长三角形向四边形或矩形过渡；细胞核增大并变长，位于基底部，可有双核或多核；核染色质增粗，核仁显著增大，核膜清晰并增厚，核分裂像可见。

（2）上皮细胞的排列结构发生变化。细胞具一定排列结构，可表现为局部聚集或松散的排列结构；高柱状的上皮细胞三五个或更多细胞排列呈羽毛状，细胞层次增多，常为三层或更多，也可以排列成刷状或手风琴样及少部分呈放射状的腺样结构。

（3）偶见具有明显异型性的细胞，或裸核，但其形态与正常细胞之间有过渡。

（4）涂片中一般无坏死或炎症反应。

3.高度可疑癌细胞。涂片中异常细胞形态学表现已与典型癌细胞相近,但数量过少或其形态不够典型或细胞分化好等,尚不能确认为癌细胞或其类型。

4.肯定癌细胞,可提示类型。

(1)鳞状细胞癌。鳞状细胞癌在刷片中常呈片状出现,这是刷拭取材的原因。成片的细胞常是鳞状细胞癌的部分,具有部分组织学结构。细胞片段中常有纤维性或梭形细胞,其间可有一些散在的角化型鳞癌细胞,可作为判断鳞状细胞癌的依据。鳞状细胞癌的墨炭状核、畸形核及角化红染的胞质是很有价值的判断标准;但在低分化的鳞状细胞癌中角化现象则不显著,而主要表现在其粗大而不规则的染色质、显著畸形的核及重叠杂乱的细胞分布。由于肺鳞状细胞癌细胞来源于储备细胞和化生细胞,体积小,加之可伴有不同程度的坏死,有时坏死占据主要成分,涂片中癌细胞常很少,易被误为干酪坏死性结核。坏死的出现意味着结核或鳞状细胞癌的可能。影细胞的形态表现,可以分辨是何种细胞。若是淋巴细胞的影细胞,常提示可能是结核;若是多边形影细胞,则可能提示是鳞状细胞癌。

(2)腺癌。腺癌细胞一般呈圆形,成片或成团分布于涂片中。细胞团呈腺样、球形、小梁状、乳头状等,与组织学结构相一致。可表现为分化好和分化差的形态,分化好者腺样结构表现得很明显,细胞大小较一致,核分裂少见;分化差者细胞团中的细胞杂乱无章,重叠堆积,细胞数量多,核染色质细腻,核分裂多见,核仁增大,生长活跃。在肺支气管腺癌的刷片中有时可见具有鳞癌特点的细胞,如数量很少,则不影响腺癌的诊断;如果其数量占20%以上或更多,则应考虑诊断为腺鳞癌。

(3)小细胞癌。肿瘤细胞为小圆形,常呈散在或小簇样分布,细胞间有时可有连接结构,或数个细胞呈镶嵌样结构,细胞间有等距离空白区,呈"串珠状"或"印第安列兵样"排列,核小圆形或不规则形,核染色深浅不一,着色很淡的细胞核有时模糊不清,为"影细胞"。刷片中可出现因固缩变性的支气管上皮细胞可能干扰小细胞未分化癌的诊断,必须鉴别。

(4)不能区分类型的低分化癌。原则上应提示其属小细胞癌(SCLC)还是非小细胞癌(NSCLC),建议结合活检结果或进一步检查。

5.其他恶性肿瘤。包括一些转移性肿瘤,如上述类型的转移癌,未能明确类型的恶性肿瘤,恶性黑色素瘤及肉瘤等。这些继发性肿瘤常常在临床上有一个明确的病理学诊断结果的病史提示。

(本节相关图片见附录二图6-1～6-16)

第七节　细针吸取细胞病理学

一、概述

(一)定义及应用

细针吸取细胞病理学是指利用细针穿刺病变部位,吸取其组织、细胞成分制作成涂片、细胞蜡块等,观察病变的组织结构,细胞形态改变,间质变化及免疫、分子病理学等改变,从而推断病变性质的细胞病理学检查方法。

在不断积累经验的基础上,伴随着此项技术的广泛开展,从业人员自身素质的提高以及新技术、新方法的应用,FNAC的敏感性和特异性有了很大的提高,已成为病理组织学诊断的有力补充,应用日渐广泛,同时其还具备简单、快速和前瞻性的特点,故深受临床医师的欢迎。

（二）适应证

FNAC 检查的适应证广泛,理论上任何部位的肿物均可采用。最主要的适应证是因各种原因不适于外科手术切除或切取活检有困难而又必须取得病理学诊断的疾病,应遵循以下原则:

1.外科手术造成的损伤及价值与所获得的信息不成比例,而 FNAC 能完全替代此项技术,如常见的淋巴结转移性癌等。

2.外科活检会干扰后续的治疗措施。

3.病变部位较深,手术困难或风险大,导致大出血、感染、体液漏出等危险,或促进其局部、全身播散危险大。

4.手术前需要内科治疗及放、化疗等措施的患者。

5.外科手术患者不能承受,出血倾向明显等。

6.患者拒绝外科活检。

7.其他不适宜外科活检的病例。

（三）FNAC 的主要应用部位

1.体表可触及部位:乳腺、甲状腺、唾腺、淋巴结、皮肤、体表软组织。

2.体表不可触及的部位:如乳腺、甲状腺需借助于 B-us、钼靶等立体定位引导下细针吸取标本。

3.深部器官:肺、纵隔、胸膜、腹腔实质器官、后腹膜、前列腺等需经 B 超、CT 等引导下进行。

4.骨、眼等器官需在 B-us、CT 定位引导下进行。

5.阴道直肠隔、直肠下段、子宫直肠凹、阴道残端结节等需在专门的诊察床上,在相关科室的临床医师配合下进行。

（四）禁忌证

通常 FNAC 的禁忌证极少,尤其是体表部位病变,FNAC 是安全的,但也必须指出FNAC 检查毕竟是一项介入性、有创伤性的检查,在以下情况下应避免 FNAC 检查。

1.出、凝血机制严重障碍患者。

2.中、重度心绞痛,心肌梗塞及心力衰竭等心脏疾病患者,重度高血压,脑血管病变。

3.严重哮喘、呼吸衰竭患者。

4.可疑血管畸形、血管肉瘤、包囊虫病患者。

5.精神障碍、极度紧张及重度癫痫患者。

6.病变性质已经组织病理学确认的患者。

（五）并发症

FNAC 为微创性检查,并发症通常少而轻。

1.体表部位

(1)出血、血肿形成,某些部位如甲状腺血肿较大时可引起压迫症状。

(2)局部疼痛。

(3)气胸。

(4)针吸部位感染、脓肿、肿块破溃。

(5)一过性头痛、头昏、晕厥(晕针)。

(6)诱发癫痫发作、心绞痛等。

以上并发症多为一过性,相应处理后多能恢复。

2.深部器官

(1)内出血。需密切观察,必要时作外科处理。

(2)气胸。肺穿刺时发生率为 20％～30％,其中大多观察几天即可吸收,少部分(约 1％～3％)需采取闭式引流等处理手段。

(3)感染。必须严格无菌操作加以预防。

(4)胰、胆等漏液导致腹膜炎。

3.关于针道种植和淋巴道、血道扩散及死亡率

大量的大样本病例报道提示到目前为止,没有任何证据可以证明 FNAC 检查可以引起恶性肿瘤病人远处转移的增多和病人生存率的降低。同时,必须指出 FNAC 检查确实有一定数量的关于针道种植引发问题的报道,但几乎所有的报道均指出其发生率极低,一般认为其风险＜1/2 万,尤其在用针＜1mm(即＞22G),穿刺次数＜5 次的情况下,风险更低。

曾有大样本报道,FNAC 检查平均约每 50 万例患者中有 1 例会出现严重的并发症,包括大出血、气胸、空气栓塞、针道种植、心脏填塞、急性坏死性腹膜炎等,其中体表肿块的 FNAC 直接引起死亡更是罕有报道,而深部肿块 FNAC 的死亡报道也低于 5/10 万。

(六)FNAC 检查的假阳性与假阴性

由于穿刺技术、制片技术水平的差异,诊断医生自身的专业素质和诊断经验的不同,加之 FNAC 涂片相对缺乏较为完整的组织学结构,因此不可避免地会发生假阳性和假阴性;但多数报道提示 FNAC 检查的假阴性率在 8％～30％之间,假阳性率在 0.8％～8％之间不等,因此须严肃而客观地对待 FNAC 检查结果。在开展 FNAC 技术的同时必须做好以下方面,最大限度地降低误诊率。

1.严格掌握适应证、禁忌证。

2.熟悉病人的病史资料、辅助检查及临床表现。

3.熟练掌握并不断提高穿刺技术。

4.标准化、规范化的制片、染色技术。

5.不断提高专业素质,尤其是细胞病理学与组织病理学两者的对照性观察,严格掌握诊断标准。

6.慎重对待细胞量少、结构不清晰,以及诊断结果严重与临床不符合的病例。

7.加强与临床医师、患者三者的沟通和理解。

(七)临床医师与 FNAC 诊断医师的协调

在 FNAC 检查中两者的协调极为重要,一方面细胞病理学医师必须密切结合相关临床、实验室材料,不能确认或疑似病例尽可能予以描述镜下所见或提示性诊断,并提出建议或解释结果;另一方面临床医师应尽可能提供临床信息,必要时参与病例讨论。FNAC 诊断与临床极不符合的病例应及时沟通,同时对 FNAC 的假阴性、假阳性情况作好对患者的解释工作。

二、FNAC检查方法学

(一)FNAC检查实验室的基本要求

1.FNAC检查实验室应达到的基本要求

(1)房间面积≥10m²。

(2)诊察床、穿刺椅。

(3)照明、通风、采光条件。

(4)空气消毒及穿刺操作用具、储藏橱柜。

(5)固定、染色等制片设备。

(6)专用的医疗垃圾存放设备。

(7)医用离心机、初检用显微镜。

(8)水槽。

2.人员配备及执业条件(详见总论)。体表肿块细针吸取检查应由临床和细胞病理学室具有执业医师资格并具该医疗操作资质的人员完成,深部病灶的FNAC检查原则上应由临床、介入等科室的执业医师完成,但需在相关影像学技术人员的辅助下进行,细胞病理学医师若能共同参与细胞标本的采样及快速判断穿刺组织细胞量是否达到要求则更佳。

(二)FNAC检查前准备

1. 熟悉患者的病史。包括现病史、既往史、阳性体征、辅助检查结果。若申请单不明则需与相关医师联系,尤其是既往在本院或其他医院的病理检查情况,妇科相关的FNAC则需了解与妇科病检关系密切的月经史、妊娠史、宫内节育器及用药情况。

2. 说明并签署FNAC检查知情同意书。FNAC是介入性、微创性检查,且检查的结果存在一定的不确定性,故须填写并签署知情同意书(格式见附录)。

3. 体检。穿刺前必须了解穿刺部位(体表)肿块的大小、形态、边界、数量、活动性、与周围血管及其他重要器官的关系,并选择合适的穿刺部位、穿刺点。

4. 操作人员准备。操作人员必须戴好口罩、帽子,整齐穿戴白大衣,态度严肃认真但语气亲和,并做好相关解释工作,建议戴无菌手套操作。

5. 男性医护人员对女性患者及敏感部位检查时须有两位医务人员在场,且最好其中一人与患者同性别。

(三)针具的选择

1.一般而言,"细针"的标准是指针具内径≤0.9mm,国内即指≤9号针,相当于国外≥20G(Gauge),体表针吸用针具长度多在3cm以内。

2.体表肿块FNAC检查推荐使用7号(口径0.7mm)一次性干燥注射器。

3.依个人习惯不同可以配合使用各种持针器具,如手柄及助吸装置,也可采用专用的FNAC针具,如北京友谊医院设计的一次性专用针吸针筒。

4.有选择性地使用槽式切割式针吸器具,掌握其适应证。

5.有条件的医院可以在室内推广应用针吸手推车,即在细胞病理学室将针吸所需的材料放在一辆手推车上,保证车上针吸物品齐全。

(四)针吸操作规范

1.严格无菌操作

(1) 操作人员准备:见前。

(2) 室内空气消毒,严重感冒、开放性感染人员及传染性疾病人员避免进入穿刺室,控制室内人员流量。

(3) 皮肤消毒及铺巾:体表肿块一般用75%乙醇或3%碘伏皮肤消毒即可,有条件可铺洞巾后操作,效果更佳,深部肿块穿刺则必须严格按外科相关要求进行。

2.浅表肿块的穿刺

(1)必须根据肿块的部位、大小、质地及与血管和重要脏器的关系选择穿刺点,尽量避免直接刺入血管及临近脏器,乳腺病变通常选择穿刺原发肿块而避免选择腋下淋巴结,以便于手术中连针道一并切除。

(2)针吸时,原则上选择最短的路径直接刺入肿块,若有血管或其他正常器官阻挡则可选择斜向刺入,肿块为扁圆形或长梭形时也可采用与纵轴一致的斜方向刺入。

(3)针吸过程中一般采用左手固定肿块(依部位用拇指或其他手指),并在穿刺过程中引导右手针刺方向,右手持针吸引,单手操作。

(4)针吸肿块时通常应用一定的负压,但一般视肿块质地只需2~5ml不等,甲状腺、睾丸等特殊部位推荐用无负压提插法(无负压针吸)。

(5)单次针吸通常在肿块内不同方向持续负压下反复吸引2~5次,吸取>2张涂片的细胞量,一个部位肿块针吸的次数建议<3次,大于5cm的肿块要注意同时吸取边缘部位的细胞成分。

(6)避免在针吸过程中刺穿肿块进入肿块后部的器官和组织。

(7)一次针吸完成退出针具前务必去除针筒内负压。常用方法是使针尖与针筒分离后再接上即可。

(8)囊性肿块通常主张尽量吸尽囊液,然后再对囊腔周围的病变部位选择性吸取细胞、组织成分。

(9)针吸过程中应密切注意病人的反应,并及时询问病人的感受,必要时暂停操作或立即退针。

(10)退出穿刺针后针吸部位应用无菌干棉球压迫针眼,压迫范围应到达针刺点周围3cm以上,压迫时间应大于15min,然后贴上无菌敷贴。

(11)针吸完毕后建议患者在穿刺室旁候诊区椅子上安静休息半小时后再离开,以便在发生不适反应时得到及时处理。

3.深部脏器及肿块的FNAC检查

操作原则上应由临床医师、介入科医师和影像学医师配合下完成,必要时细胞病理学室医师也应参与完成,具体要求见相关专业资料。

(五) 细胞病理学标本的制备

1.普通涂片的制片

(1)直接针尖涂片:将吸出物快速推到玻片一点处,而后用针尖将吸出物涂开,尽量涂匀后固定。

(2)推片法:即一步涂片技术(Abele在1985年首先描述),类似于骨髓涂片,用一张玻片去推压另一张玻片上的吸出物,快速推拉后制成。

(3)液体成分多的样本可用生理盐水稀释离心沉淀后再行涂片,亦可推到玻片上自然沉淀后弃去多余的液体成分。

通常一个病例需制作涂片 3～5 张,除常规 H.E 或巴氏染色外,可作其他的特殊检查。

2.细胞蜡块的制作。CB 是针吸细胞学检查标本制备的又一选择,其基本原理是将针吸取得的样本先用生理盐水或 95％酒精全部冲刷下来,再将液体中的样品通过离心浓缩后处理成块状,石蜡包埋切片再进行观察的细胞病理学技术。其在某种程度上具备组织切片的特点,主要优点有:

①最大限度保留了残存的组织学结构、细胞及小组织碎片相对集中,有助于获得更多的诊断信息。

②可重复多次切片,便于进一步开展特殊染色、免疫组织化学、分子病理学等辅助检查。

③背景清晰,血细胞、炎症细胞数量较少。

必须指出,优质的 CB 必须建立在成功的穿刺操作基础上,需要有较大数量的细胞,制作过程也相对复杂;然此项技术为获得更多的诊断线索提供了新的途径。FNAC 检查样本中,CB 的制作成功率在 60％～80％不等,CB 的制作通常是在穿刺常规涂片后进行的,材料过少时考虑重新穿刺取材供 CB 用。CB 常用的制作方法有以下几种:

(1) 琼脂细胞蜡块(CB 首选方法)。

① 95％酒精液或生理盐水冲洗针尖、针管内的针吸材料,反复冲洗至材料完全脱落,液体用 50ml 尖底管存放。

② 1500r/min 离心沉淀,10min,弃上清液。

③ 10％中性缓冲福尔马林 20ml 混匀 30～60s,离心沉淀(2500～3000r/min,3～5min)。

④ 熔化琼脂(≤90℃)后加入到 10ml 试管中,并用玻棒搅拌混匀沉淀物,避免气泡,加入4～5滴伊红染液或 Mayer 苏木精染液。

⑤ 2000r/min,10min,放进冰箱内冷藏(而不是冷冻)。

⑥ 凝集好的琼脂取出后修整,保留着色部分小块,切除多余部分。

⑦ 琼脂块放入脱水盒内常规处理,制作切片。

⑧ 切片可选择常规染色、特殊染色、免疫组化、分子病理学检测,同时也适用于电子显微镜(Jotannssen,1977)。

⑨ 应注意的事项:a. 尽可能地增加细胞量,必要时增加穿刺次数。

　　　　　　　　b.反复冲洗针筒、针尖。

　　　　　　　　c.琼脂温度不能>90℃,同时保证固定的时间。

(2)血浆凝血块法。方法似前,但加入的凝固剂为血浆,同时也可考虑穿刺过程中吸入一定的血液成分自然凝集成块,然后做固定、脱水、包埋处理。

(3)酒精凝集法。

① 吸取的标本直接注入 95％酒精液内(20～30ml),若标本血液成分多,则先注入含10％冰醋酸的 25％酒精振荡 10min,以去红细胞,再注入 95％酒精液(20～30ml)。

② 振荡打散 10～30min 不等。

③ 2500～3000r/min 快速离心 5min。

④ 静置 2h。

⑤ 弃上清酒精,取出已凝集的细胞团滤纸包裹,脱水、透明、浸蜡、包埋、切片。

(4)戊二醛法。将穿刺物直接注入生理盐水约 20ml,2000r/min 离心 5～10min,弃去上清液,加 3‰戊二醛 10ml,2000r/min 离心 5～10min,弃去上清液,用硬签直接挑出试管底凝结变硬的组织块,常规固定、脱水、包埋、组织切片。

3. 液基薄层制片。目前对 FNAC 样本制备成液基薄片尚存争议,最大的问题在于液基制作后人为分散了细胞团,使细胞片内的残留组织学图像明显的减少,同时也使一些有诊断提示价值的间质、黏液、炎症细胞及特殊结构消失而增加了诊断的难度。其制片方法见相关章节。

4. 其他制作方法:如制成细胞悬液作流式细胞学检查、FISH 等。

（六）标本的固定

1. 固定的目的。保持与细胞生活状态相仿的形态,防止涂片后细胞内的酶将蛋白质分解或细菌的作用而使细胞溶解,从而失去了原有的形态和结构。

2. 固定方法

（1）湿固定法。绝大多数实验室的穿刺样本固定采用湿固定法,即在涂片完成后即刻将新鲜而又湿润的标本放入固定液内,越快越好。此类涂片染色后颜色鲜艳,结构清楚,H.E,巴氏染色等常规染色皆需采用此方法固定。

（2）喷雾固定。即湿固定法的改良。

（3）空气干燥固定法。仅适用于姬姆萨染色、瑞氏染色,由于细胞高度肿胀,核结构、形态与湿固定法大不相同。

（七）染色

1. 常规染色（详见相关章节）。

2. 快速染色法。

在 FNAC 中有较大应用价值的是 Diiff-Quik 染色。该法最早用于鉴别寄生虫,近年来发现此类染色对 FNAC 检查实用价值巨大。由于其快速、简单且可永久保存,因此可作为 FNAC 样本初查、鉴定细胞数量多少、穿刺质量好坏的快速手段。通常是:

（1）甲醇固定（空气干燥后）:甲醇 CK 溶液;

（2）伊红缓冲液（EosinY）;

（3）美蓝缓冲液;

（4）水洗后即刻湿片镜检;

（5）有价值的涂片可二甲苯透明,封片后永久保存。

3. 特殊染色法。

针吸细胞学材料除了主要做细胞形态学染色外,还可采用特殊染色对组织结构或细胞的特殊成分进行染色。作为常规染色的补充,常用的特殊染色如下（方法见总则及相关专业资料）:

（1）过碘酸席夫（PAS）染色。有助于确定糖原和 PAS 阳性物,此时被染成红色粗大颗粒或块状。

（2）黏蛋白胭脂红染色（黏液卡红）。有助于确定一些分泌黏液的原发性肿瘤,与 Alican blue（奥尔辛蓝）染色相似,而间皮瘤、肉瘤多呈阴性。

（3）苏丹Ⅲ染色。脂肪染呈橙红色,胞核淡蓝色。

（4）刚果红染色。淀粉样物染呈红色而核呈蓝色,有助于确定淀粉样变性。

（5）普鲁士蓝染色。含铁血黄素颗粒之中的铁着色呈蓝色,而核呈红色。

（6）Fintana Masson 黑色素着色。

（八）免疫细胞化学（Immanocytochemistry，ICC）

ICC 在细胞病理学中的应用原理与组织学完全相同，常在常规染色、特殊染色尚不能确定诊断时应用，合理应用 ICC 染色将对准确诊断起极大的指导作用。

1. 染色原理与方法：见专业免疫组化资料。

2. ICC 细胞学标本制备方法。

（1）常规涂片。必须注意①固定的时间不宜过长，否则易造成抗原丢失，常小于 15min。②建议应用丙酮，或 10％中性福尔马林固定液，95％酒精也可应用。③已经过 H. E 或巴氏染色的涂片可进行 ICC 染色，无需脱色。

（2）细胞蜡块。相对于普通涂片，CB 进行 ICC 染色有着明显的优势，其切片细胞相对集中，抗原暴露良好，清除了极大部分干扰着色的非特异性酶及蛋白，故染色的效果显著改善。

3. ICC 染色结果的判定。

FNAC 检查的 ICC 染色结果判定决定于细胞病理学专业人员的技术及经验。阳性反应一般是指棕褐色颗粒均匀地分布于单个或一组细胞，并且不同的抗体定位在不同的特异部位，如细胞膜、浆内、核内等。若弥漫性着色，淡褐色染色或细胞一片黄染等都是非特异性的。

4. 常用抗体。参考专业外科病理学资料，推荐并结合各自实验室的自身条件配用。通常较多应用于细胞病理学的抗体有：

（1）乳腺：ER，PR，C-erbB-2，P53，P63，CK5/6，P10，Calponin，EGFR 等。

（2）转移性癌：CEA，CK 系列，EMA，HMB-45，S-100，VILLIN。

（3）甲状腺：降钙素，CT，NSE，TG，TTF-1，Cg-A，Syn，bcl-2。

（4）肺：TTF-1，Syn，NSE，CHG-A，CK 系列。

（5）肝：AFP，CD31 或 CD24（转移性肝癌多阴性），Hep。

（6）前列腺：PSA，P504s，CK34BE12，PSAP。

（7）软组织：Des，S-100，HMB45，CD31，CD34，Actin 等。

5. 主要用途。

在 FNAC 中，ICC 主要用于以下方面：

（1）对小圆细胞病变及软组织病变进行组织类型的分类。

（2）推断转移性肿瘤的原发灶。

（3）乳腺病变进行受体测定后指导治疗。

（4）淋巴瘤的初步诊断、分类。

（九）细胞 DNA 图像分析、分子病理学技术、流式细胞仪技术及电子显微镜技术（见相关章节）

（十）FNAC 实验室安全及院内感染控制

与普通脱落细胞学检查院内感染控制不同的是在 FNAC 检查过程中尤须注意以下方面：

1. 严格无菌操作规范：必须戴口罩、帽子，并戴手套操作。

2. 设立医疗废物专用存放处及医疗污水排放专用下水道。

3.针具使用后毁形及销毁处理。

(1)针筒与针尖分离,针尖毁形后放入利器筒。

(2)针筒必须浸入密封的消毒筒内,用消毒液浸泡。

(3)专人负责两者的销毁处理并有完整记录。

4.感染性病变患者,尤其是结核、梅毒、肝炎、艾滋病等合并肿瘤,针吸后除常规处理外,同时须进行临时的环境及空气消毒,针具及器械应作相应的特殊处理。

5.控制操作室内人员的流动,重感冒、开放性、感染性创口人员避免进入细胞穿刺室。

6.实验室每天进行空气及环境消毒,记录时间,定期检测紫外线强度并作好记录。

7.FNAC 实验室医疗垃圾处理原则(详见工作规范相关章节)。

三、针吸细胞学病理学诊断

(一)临床资料

FNAC 诊断是一门实践性非常强的专业技术,必须密切结合相应的临床资料,应随时与临床医师密切保持配合沟通,只有这样才可能作出一个最接近正确诊断的细胞病理学报告。我们认为应着重注意以下方面有助于 FNAC 诊断的临床资料:

1.病史。包括现病史、既往重大疾病史、病理检查、诊治过程等,也应关注家族史、月经史等,如猫、狗等动物抓伤史对诊断一个腋下淋巴病变的性质可能起到关键的作用。

2.体征。应着重了解肿块的详细情况,包括部位、大小、数目、质地、边界、活动度、与周围血管的关系等,并结合其他的阳性体征。

3.影像学及其他辅助检查。乳腺、甲状腺的影像资料对提示肿块的性质极有帮助,一些实验室检查指标对提示肿块的性质也存在决定性的意义。

(二)阅片

必须指出 FNAC 涂片尤其应关注残留的组织学结构及涂片的背景,在认真、仔细、完整地观察镜下整个涂片情况的同时,既应注意低倍镜下整个细胞团块的结构观察,也应注意高倍镜下细胞细微结构变化。

(三)密切结合病理学辅助技术

这对提高诊断水平,提升实验室层次都是极为重要和关键的。

(四)细胞病理学诊断的书写规范(详见工作规范相关章节)

(五)常见部位针吸细胞病理学诊断及注意事项

1.淋巴结

淋巴结穿刺主要用于区分肿大淋巴结是良性病变、转移性肿瘤还是恶性淋巴瘤的可能。

(1)淋巴结良性病变

①急性淋巴结炎:

• 局部红、肿、痛等临床表现。

• 吸出物为浑浊液体或脓样。

• 镜下见大量脓细胞及细胞碎片,残留的淋巴细胞混杂其间。

②反应性淋巴组织增生:形态变化多端,一般可见的特点主要有:

• 淋巴细胞丰富,各个转化阶段的细胞均可见,以成熟小淋巴细胞为主。

• 组织细胞多见,吞噬反应常活跃,胞浆内常见吞噬颗粒。

● 不同数量的免疫母细胞增生,注意形态特点:核大而圆,核仁明显位于核中间。

● 不等量的浆细胞、各类粒细胞、滤泡中心细胞混杂存在。上述各类疾病均有各自的细胞形态特点,合适取材,常可作出细胞学诊断。细胞学诊断结节病应谨慎,必须密切结合临床。因为增殖性淋巴结结核,针吸标本有时无或仅有少许干酪样坏死物而被检查者忽视,而淋巴结结核在我国属常见病。

③特异性炎:主要指各类肉芽肿性炎。

Ⅰ.结核性淋巴结炎

● 成巢或松散分布的类上皮样细胞,其细胞形态特点为:核黄瓜样、毛虫样等,染色质细腻,核内可见嗜酸性小核仁,细胞浆丰富,界限不清。

● 50%以上病例可见 Langhans 多核巨细胞。

● 有或无成片出现的干酪样坏死。

● 反应性淋巴细胞数量不等。

● 抗酸染色(+)。

Ⅱ.结节病

主要表现为成巢或松散分布的类上皮样细胞,多数病例可见 Langhans 多核巨细胞、大量成熟小淋巴细胞背景,巨细胞内可见两种类型的包涵体,即 Schaumann 小体和星形小体。无干酪样坏死及抗酸染色(-)是结节病与结核性炎的主要区别,但由于后者也常无明显的坏死而鉴别困难。

Ⅲ.猫抓病

病因可能与 Gram 阴性杆菌感染有关,主要诊断要点如下:

● 猫、狗、兔等动物皮肤抓伤史,局部可有丘疹、破溃、结痂等表现。

● 引流部位的淋巴结肿大,大者可达 8~10cm,常见滑车、腋下、颈部等。

● 镜下为典型的肉芽肿性炎及成簇的中性粒细胞,同时可见大量各个转化阶段的淋巴细胞。

● 必须注意在猫抓病不同阶段镜下形态有较大差异:从反应性增生到肉芽肿出现再到微脓肿形成,直到最后自愈。

(2)淋巴结转移性恶性肿瘤。以转移性癌最常见,且诊断亦容易,在大多数情况下可避免小手术活检。根据癌细胞形态、分化程度及淋巴引流范围并结合临床,常可确定或提示其原发部位及其组织学类型。转移性无色素性黑色素瘤,易误诊为腺癌,结合临床提示的原发病灶或追踪有关病史有助于明确诊断。必要时可做辅助诊断检查或活检证实。

(3)恶性淋巴瘤。主要依靠瘤细胞的形态特点进行。目前,非霍奇金淋巴瘤的分类是基于形态学,结合免疫学和基因分析进行的。对细胞学诊断工作,建议参考 2000 年 WHO 恶性淋巴瘤分类方案,以便与病理组织学诊断一致。

非霍奇金淋巴瘤细胞病理学诊断主要依据瘤细胞形态特征和细胞成分的单一性或多形性改变。单一性是指 70%~80%以上的细胞属相似形态。小淋巴细胞性淋巴瘤诊断准确性较低,中度和高度恶性的淋巴瘤诊断相对较容易。

霍奇金淋巴瘤细胞学诊断的特征性细胞是 R-S 细胞(典型或诊断性、变异型)。另外,涂片中可见混合的淋巴细胞、滤泡中心细胞及嗜酸性粒细胞。虽然根据细胞学可作出诊断,但准确分型较困难。

淋巴瘤细胞病理学诊断应十分谨慎,诊断工作中经常遇到的问题是淋巴瘤与反应性增生的鉴别。虽然尽管现有许多抗体可用于鉴别诊断和确定淋巴瘤细胞系和亚型,但并非每例接受辅助检查的标本都有丰富的细胞,且在掌握标准上存在较大差异,故原则上均应在组织学检查确诊后进行治疗。

2.乳腺

乳腺针吸检查主要用于良、恶性病变的区别,但伴随着细胞蜡块技术的广泛应用和临床新辅助治疗的开展需要,乳腺细针穿刺细胞学检查不仅要求区分良、恶性,还被要求在术前作免疫组化甚至分子病理学检测以提供临床诊治依据,故应用前景十分广阔。

乳腺细胞病理学检查是人体所有部位针吸诊断敏感性和特异性最高的器官,在有条件的单位,对细胞学确诊无疑的病例,可作为临床新辅助治疗或手术治疗的依据。但必须强调指出,为确保安全治疗,临床医师既要重视细胞病理学诊断,也应密切结合临床资料及其他辅助诊断,综合分析后采用合理的治疗手段,在一般的基层医院尚不宜采用细胞病理学诊断作为唯一的诊治依据。

常见乳腺病变的细胞病理学特点如下:

(1)炎症性病变

①化脓性乳腺炎

● 临床表现剧烈,症状明显。

● 吸出物为大量脓性液体。

● 镜检:大量以中性粒细胞为主的炎症细胞及细胞碎片,可见组织细胞吞噬及多核巨细胞。

● 细菌学检查(＋)。

②导管周围炎

● 临床表现类似乳癌,易误诊。

● 镜检为大量炎症细胞,种类繁杂,通常以淋巴细胞、浆细胞及中性粒细胞为主,合并感染时则以中性粒细胞为主。

● 异物巨细胞常见且数量往往较多。

● 特征性表现的是见到成团的似类上皮样细胞团。

● 导管上皮细胞多呈退行性改变:胞浆嗜酸,核轻度胀大,可呈一定不典型性。

● 大量碎片状坏死(但无干酪样坏死)。

③脂肪坏死

● 局部脂肪坏死引起的慢性炎症。

● 可见坏死脂肪细胞及短形脂质:脂肪细胞变大而分散,胞浆结构模糊,空泡状,细胞边界不清。

● 炎症细胞散在分布,其特点是有大量吞噬脂质的泡沫细胞。

● 可有不同程度增生的纤维母细胞出现,有时粒大而畸形的散在异形细胞出现,易与癌细胞混淆,需要鉴别。

(2)良性病变或良性肿瘤

①乳腺良性增生性病变:包含一大类由内分泌紊乱引起的腺上皮及非上皮性成分良性增生性病变,分类繁杂,细胞学检查的意义在于确定其良性的本质,分类困难。

● 针刺感受独特,针尖似进入皮革样区,病变区质地坚韧,进、出针困难,吸出物通常较少,清亮液体或少量散在小颗粒状物。

● 导管上皮呈良性特征:小片状,小腺泡状、导管状,结合紧密,可见肌上皮包绕,染色质呈细颗粒状,细胞排列极向明显,二维平面。

● 散在的双核裸核细胞分布,通常量不大。

● 增生症患者通常可见大汗腺上皮细胞。

● 纤维性间质及成团脂肪细胞。

②男乳发育

● 细胞量少,质韧感明显。

● 镜下细胞单纯,双核裸核细胞少。

● 核比女性稍大,可见核仁,但一致性及极向良好。

③导管上皮的非典型增生

● 细胞量丰富,团块增大,但细胞黏着度尚可,单个散在异形细胞少或无。

● 双极裸核细胞数量减少,但常常容易找到。

● 三维立体细胞团可以形成,团内细胞尽管有异形,但一致性较好,无显著大小差异。

● 无明显的坏死,细胞碎片。

● 可见核仁且规则。

④纤维腺瘤:细胞病理学形态典型。

● 导管上皮细胞丰富,乳头状、鹿角状等排列,边缘紧密,多无细胞重叠,呈二维平面感,细胞团周围常有肌上皮样细胞围绕。

● 大量出现的双极裸核细胞(特殊的诊断价值):核短梭形,两端钝圆,染色质细腻,胞浆少常不易发现,大量散在分布。

● 疏松的纤维间质细胞团,伴或不伴有黏液样变性。

● 与增生症鉴别:其缺乏特殊的黏液样间质,鹿角状细胞团,而纤维腺瘤细胞丰富(导管上皮、双极裸核细胞),但多无大汗腺上皮及泡沫样组织细胞。

● 分化良好导管癌鉴别:缺乏特殊的纤维间质;鹿角状细胞团,黏着度良好,二维平面,或蜂窝状排列;大量的双极裸核细胞。

⑤导管内乳头状瘤

● 样本可有 FNAC 或乳头溢液取得。

● 细胞黏着成团,排列整齐而紧密、乳头状。

● 细胞团边界清楚,常见周围薄层细胞膜融合(核贴团边)。

● 双极裸核细胞少而多见血性背景。

● 泡沫细胞常见。

● 通常乳头状瘤与乳头癌鉴别困难而报告为"乳头状肿瘤,倾向良性或乳头状癌"。

(3)乳腺癌

① 一般特点

● 散在及单个癌细胞的形态特点:核染色质粗细不匀,深染,分布杂乱;核膜增厚不规则,核仁明显,多核仁;大量核分裂相及病理性分裂相;不典型性及多形性。

● 癌细胞团主要指征:三维立体细胞团;细胞黏附性丧失;特殊的排列结构;细胞团内大

小差异明显,分布杂乱;核深染,可见胞内细胞。

● 间接依据:大片肿瘤样坏死;双极裸核细胞及肌上皮包绕细胞缺乏;大量胞外黏液;无化生细胞和泡沫细胞。

②浸润性导管癌

● 细胞量丰富,不典型的恶相细胞明显多见。

● 三维立体细胞团,黏着度差,癌细胞团。

● 周围大量散落恶性细胞而缺乏双极裸核细胞。

● 60%可见坏死。

● 核增大,大于正常细胞两倍以上。团内核异形性大,大小不一,极性紊乱。

③浸润性小叶癌

● 细胞量少或中等,单个小细胞或小细胞团,呈条索状、镶嵌状或"列兵样"排列。

● 细胞形态圆或卵圆,常见细胞内黏液及其呈印戒样或空泡状。

● 无双极裸核细胞。

● 由于细胞形态较小,诊断困难,且易漏诊。

④髓样癌:相对其他类型而言,髓样癌细胞图像具有特征性,FNAC 阳性率最高。

● 肿瘤细胞量丰富,细胞内疏松立体状。

● 细胞恶相明显,核异形性大,核仁显著。

● 良性淋巴细胞大量出现。

● 需与分化差的癌合并感染鉴别。

(4)其他恶性肿瘤:包括恶性淋巴瘤、转移性肿瘤等,通常定性相对容易,而确定其类型、原发部位等则须结合临床资料及组织病理学检查。

1996 年,以美国细胞学学会为核心的有关专业学会,拟定了关于乳腺针吸细胞学检查的统一实施方案。现将有关诊断分类的具体规定摘录如下,供试行、参考。

(1)良性:无恶性征象。应进一步说明和分类,其所见符合乳腺脓肿或乳腺炎、脂肪坏死、非增生性乳腺疾病(囊肿、大汗腺化生等),不伴非典型性增生的乳腺增生性疾病、纤维腺瘤、妊娠相关病变或由治疗诱发的病变等。

(2)非典型性/中间型:其细胞学变化不具有诊断意义,应进行相应的说明和分类。如细胞变化提示:伴有非典型性的增生性乳腺病(非典型性的增生而非低度恶性癌)、乳头状病变(乳头状瘤非乳头状癌)、纤维上皮病变(纤维腺瘤而非叶状肿瘤等)。细胞学变化应与影像学及临床表现相符。

(3)可疑/可能恶性:细胞学变化高度提示为恶性,应做活体组织检查,以肯定诊断。

(4)根据细胞学变化确定为恶性(若可能应进一步的分型)。

(5)不能作出诊断的原因:细胞成分稀少,标本空气干燥、变形,造成人工假象,受血液成分或炎症干扰等。

细胞学检查很难区别浸润癌与原位癌、导管癌或小叶癌,但可根据细胞大小及形态区别巨细胞、大细胞、中等大细胞、小细胞及多形细胞型癌。

影响乳腺癌诊断准确率的主要因素有肿瘤大小(<1cm 者)及类型(小管癌、小叶癌、腺样囊性癌及分化好的腺癌等易误诊)。

假阳性可出现在炎症性病变、增生病伴导管上皮增生及异型、导管内乳头状瘤、纤维腺瘤及分泌期乳腺。

假阴性则多见于分化好的腺癌、伴坏死囊性变的癌、小叶癌等。

3.唾腺

除三大唾腺外,还包括口腔和其他部位的小唾腺。唾腺肿块针吸方便,用于诊断非肿瘤性病变与肿瘤及肿瘤良、恶性的区别。

唾腺良性和恶性肿瘤组织学类型较多,部分肿瘤细胞学和组织学上常互相重叠或有相似之处。有些肿瘤存在两种或两种以上的按不同比例构成细胞类型。肿瘤囊性改变常给诊断带来困难。

①多形性腺瘤:是最常见、诊断特异性最高的肿瘤。由成片上皮和肌上皮细胞散在于疏松黏液软骨样间质中,混合成不同图像。光镜下肌上皮细胞难以鉴别,上皮细胞短梭形或浆细胞样,黏液间质呈波纹状或絮丝状。当针吸仅见上皮细胞时,易误诊为单形性腺瘤。多形性腺瘤伴细胞不典型时,易作出假阳性诊断。

②腺淋巴瘤(Warthin瘤):以成熟淋巴细胞为背景,其中有成片上皮细胞。上皮细胞胞浆丰富,嗜伊红;吸取物为囊液,常见细胞碎屑、炎症细胞、淋巴细胞;上皮细胞常发生鳞化;如炎症显著、囊内液较多、上皮细胞稀少或无,常被误认为良性囊肿,并应与腮裂囊肿鉴别。另外,淋巴细胞少的淋巴性乳头状囊腺瘤针吸检查易与嗜酸性细胞腺瘤混淆。

③黏液表皮样癌:高分化者,针吸诊断准确性相当低。针吸所得囊内液、上皮细胞稀少,或上皮细胞无异形性,或仅识别一种细胞类型(鳞/腺上皮),故易误认为良性囊肿。低分化者因黏液细胞少,而易误诊为鳞状细胞癌。若除黏液细胞外,表皮样细胞有核周空泡出现,则有助于诊断黏液表皮样癌。

④腺样囊性癌:癌细胞体积小,大小规则,核较圆,浆少。细胞排列成筛孔样及散在,孔内见玻璃样物,常见一致性小细胞群围绕红染透明球或嗜碱性黏液球核心。这种现象一般不见于基底细胞腺瘤,是针吸细胞学诊断腺样囊性癌的主要依据。

⑤腺泡细胞癌:细胞体积大,核圆形或稍呈卵圆形,偏位。胞浆丰富透亮,内含大量嗜碱细颗粒或细小空泡,似正常的浆液性腺泡细胞。裸核常见,分化好的,癌细胞和正常唾腺细胞相似或仅有轻度异型,易误诊为良性肿瘤。

⑥多形性腺瘤中的癌(由多形性腺瘤发展而来):细胞学检查能作出直接诊断几乎不大可能,因针吸点局限,往往被诊断为多形性腺瘤,或诊断为癌。

4.甲状腺

甲状腺穿刺细胞学检查主要区别结节的良恶性,包括炎症、囊肿、结节性甲状腺肿和肿瘤。

甲状腺血管丰富,针吸常见的问题是多血,以致样品被稀释,要完全避免是不可能的。以下几点可使血量减少:

(1)针只在一个平面上提插移动,如果改变针的平面,特别是针被埋在深部组织时,将会增加血量。

(2)若针一刺入肿物立即见血,只能提插移动4~5次就要拔针。

(3)从肿物的任何一个部位第一次取样通常含血较少,若肿物直径>1.5cm,则应在两个部位做标准穿刺,这样可增加获取有代表性样品的机会。

(4)无负压穿刺可减少样品血量。细针刺入肿瘤,并上下提插移动,以采集细小的组织碎片。由于虹吸作用,这些细小的组织碎片就进入针内。

甲状腺穿刺出针后应注意压迫性止血,以防血肿形成。穿刺避免过深而损伤喉返神经。若病变呈囊性,抽取液体较多可离心沉淀涂片,或液体吸尽后做第二次针吸。

慢性淋巴细胞性甲状腺炎常见增生的非肿瘤性上皮和嗜酸性上皮,其核可增大,大小不一,甚至不典型,不要误认为癌。但也应注意到慢性淋巴细胞性甲状腺炎,有可能发展成黏膜相关淋巴瘤,也可合并甲状腺癌。若仅见单一淋巴细胞,无甲状腺滤泡上皮,应注意与淋巴瘤鉴别。

细胞学诊断甲状腺囊性病变(包括单纯性囊肿、甲状舌管囊肿、结节性甲状腺肿与腺瘤伴囊性变及囊性乳头状癌等),针吸常得囊内液,上皮成分稀少或无,作诊断或备注说明时应谨慎,不要轻易作出阴性诊断,因甲状腺乳头状癌及其淋巴结转移灶常呈囊性改变。另外,结节性甲状腺肿和大滤泡性肿瘤的鉴别亦较困难,应结合临床予以说明。

甲状腺分化好的滤泡性癌和富于细胞的滤泡性腺瘤不易明确区别,嗜酸性细胞腺瘤与嗜酸性细胞癌的鉴别也常会存在困难。这种情况常需术中作冷冻切片确诊。

甲状腺乳头状癌毛玻璃样核特征,在石蜡切片上常很明显,但在细胞学涂片中常不明显。核内胞浆包涵体可见于乳头状癌、髓样癌,亦可见于毛玻璃样变小梁状腺瘤,应根据多项细胞学特点,才能作出正确诊断。核内胞浆包涵体,应与两种制片人为假象(核内空泡、核区苍白)相区别,这些改变出现在涂片干燥的乙醇固定标本中。

美国国立癌症中心(NCI)2007年提出的甲状腺FNAC诊断术语/分类方法及形态学标准即六类别诊断系统如下:

(1)不具诊断性/不满意(Non-diagnostic /Unsatisfactory)。由于标本中细胞稀少,无滤泡上皮细胞或固定及保存不良所致,可建议复查FNAC。

(2)良性(Benign)。包括但不限于结节性甲状腺肿、淋巴细胞性甲状腺炎及甲状腺肿中的增生性/腺瘤样结节等。

(3)意义不明的滤泡性病变(Follicular lesion of undetermined significance)。除细胞学形态特征不明确外,部分病例因取材(细胞过少或血液覆盖)不能肯定为"良性"类别,但也不足以诊断滤泡性肿瘤或疑似恶性肿瘤的病变,或制备(固定不良)欠佳,也可令诊断不明而归入此类。

(4)滤泡性肿瘤(Follicular Neoplasm):非乳头性(乳头状癌)的滤泡状排列的病变/肿瘤(non-papillary follicular pattern lesions/neoplasms)和Hurthle细胞病变/肿瘤。

(5)疑恶性肿瘤(Suspicious for Malignancy)。

(6)恶性肿瘤(Malignant)。

5.肝脏

肝穿刺的主要目的是确定其肿物是否为肝癌。

肝细胞性肝癌各种细胞形态特征中,最具有鉴别良性病变与肝癌的细胞形态特征有核浆比增加、异常裸核细胞、组织碎片呈小梁结构。其他细胞学特征按出现频率依次为癌细胞(由内皮细胞分隔或包围)、核内胞浆包涵体、细胞浆内空泡及胞浆或腺样腔隙内胆汁。细胞块的应用对肝脏肿瘤的诊断有很大的帮助。

肝细胞性肝癌细胞学诊断的难易与其分化程度有关。分化良好者,癌细胞具有肝细胞形态特征,有时与肝硬变结节、局限性结节增生及肝腺瘤不易区分,常需结合临床及影像资料作综合分析。另外,分化差或未分化者与肝低分化胆管癌及转移性癌亦不易区别。

肝硬变结节常伴有肝细胞的异常增生,可出现核大(大细胞型异型)或核浆比增加(小细胞型异型)。一般认为,前者与肝癌无直接关系,而后者与肝癌关系密切,针吸诊断时应注意区分。最好是用细胞块或活检切片来确诊。

6.前列腺

前列腺针吸检查用于区分炎症、良性增生及癌。针吸途径通过直肠或会阴。

对分化好的前列腺癌与良性增生或伴有异型增生者有时鉴别诊断会存在困难。细胞学诊断前列腺癌的主要依据为癌细胞核仁明显和组织碎片见微腺样结构。

细胞学诊断前列腺增生伴有异型者,应结合临床,并定期随访复查。

7.软组织肿瘤

软组织肿瘤及其组织类型繁多,其中一些肿瘤的细胞形态、类型及组织结构相互重叠,使一些肿瘤良、恶性不易区分和分型困难。因此,细胞学诊断在很多情况下不能照搬组织病理学的疾病分类和肿瘤分类。

软组织反应性或增生性病变常表现出明显的细胞多形性和核的不典型伴核分裂像增多,细胞学诊断不能完全依据这点来确定良、恶性肿瘤,否则会导致假阳性诊断。

软组织良性肿瘤针吸标本,细胞数量往往很少,且多为组织碎片。恶性者细胞数量一般较多,且分布散。

由于软组织肿瘤的细胞学诊断分型较困难,恶性者常依据瘤细胞形态特征,分为圆形细胞肉瘤、梭形细胞肉瘤及多形性细胞肉瘤,以适应针吸诊断的实际可能。上述三种细胞类型,包括具有相应细胞形态特征的各类型软组织肉瘤。因此,免疫组化和电镜等辅助检查在细胞学诊断中的应用就显得特别重要,但不是每一病例都能获得足够细胞量的涂片,最终还需冷冻快速切片诊断或组织病理学确诊。

对诊断恶性肿瘤者,若有可能应提示其恶性程度,即低度恶性或高度恶性。

四、针吸细胞学检查的质量控制(详见工作规范相关章节)

(本节相关图片见附录二图 7-1～7-66)

第八节　其他细胞病理学检查

一、食管细胞病理学检查

在纤维内窥镜技术未被广泛应用之前,食管脱落细胞病理学检查是术前确认食管病变,尤其是食管癌的最重要的病理学诊断手段。我国病理学者沈琼教授发明的食管拉网细胞病理学检查是当时最重要的细胞病理学新技术,曾经广泛应用于肿瘤学临床及食管肿瘤及癌前病变的早期普查,在国际上产生了较大的影响力。虽然随着纤维内窥镜技术被逐渐广泛应用,该项技术应用的临床价值有所下降,但其特有的优点针对我国的实际情况仍有一定的临床意义。

(一)食管细胞病理学临床应用

食管细胞病理学检查包括食管拉网细胞学涂片和纤维内窥镜刷取涂片两种方法。与纤

维内窥镜下活检比较,食管细胞病理学检查具有以下优点:

1.取材范围广泛,能大范围收集黏膜层的上皮细胞,对多发性浅表性病变尤其有诊断意义。

2.操作简便,病人痛苦小,携带方便,非常适合在广大农村高危人口或高发地区大规模普查取样。

3.在尚未普及纤维内窥镜的基层医院或我国中、西部地区其应用意义更为明显,在一定程度上可解决食管肿瘤的临床诊断。

4.纤维内窥镜检查禁忌证者(适用拉网细胞学检查)。

5.诊断快速,正确性高,价格低廉。

当然须指出的是其与内窥镜检查相比较,细胞病理学取样诊断的精确性尚无法与组织学活检相提并论,拉网细胞学检查的定位及病变范围的确定也欠精确,这是其目前在大、中型医院的检查量日益萎缩甚至停止的主要原因。

(二)方法学

1.食管拉网脱落细胞涂片。曾经大规模地应用于肿瘤学临床,现检查量日益减少。

(1)食管拉网器的制作。食管拉网器目前已有商品化产品提供,自己制作也较方便。其主要由三部分组成,即套有粗糙网格状丝线的薄质弹性皮囊、输气的塑料软管及软管头部连接一个4cm左右长度的胶质皮套以便连接注气用注射器。

(2)操作步骤。气囊放空气体后由病人自行吞咽下,通过病变的狭窄区间后向皮囊内注气而使其膨大,然后向外抽拉,经病变区域时膨大部分摩擦其病变细胞,通过狭窄区域后(有脱空感)立即放气自口腔内取出。

(3)制片。拉出气囊后用以下两种方法制片。

①直接涂片:将气囊表面的黏附物迅速且均匀涂抹在干净的玻片上,制片2～3张,并立即固定在95％酒精或乙醚酒精液中。

②用生理盐水反复冲洗球囊表面使其细胞脱落于盐水后离心沉淀制片,后面步骤类似于浆膜腔积液的处理,可制作普通涂片、液基薄片或细胞蜡块。

(4)染色。常规使用巴氏染色或H.E染色。

(5)注意食管拉网检查的禁忌证。

①严重食管静脉曲张患者。

②中、重度高血压,癫痫或癔症,丧失自主意志力及合作困难患者。

③完全性食管梗阻。

④重度出血倾向患者。

2.纤维内窥镜下刷检

(1)适应证。

①大范围病变存在时的补充病理学取样手段。

②活检禁忌性病变。

③放射治疗后患者的随访。

(2)操作。由内窥镜室的专业医师在内窥镜直视下进行,刷取细胞后可直接涂片或涮洗在液基保存液中送病检。

(3)制片及染色方法同上述。

（三）细胞病理学诊断

食管的细胞病理学检查主要应用于食管癌诊断，由于其形态学特征突出，诊断相对方便、简单。

1. 特异性感染。较少见，涂片中偶可发现念珠菌、疱疹病毒、HPV 及巨细胞病毒感染，细胞学特点类似于宫颈细胞病理学，可参见宫颈细胞病理学检查相关章节。

2. 反流性食管炎。可见大量炎症细胞及炎症反应性改变的鳞状上皮细胞，尤其是修复性/再生性改变细胞。表现为鳞状上皮细胞核轻-中度增大，核仁明显，核膜光滑，染色质呈细颗粒状，胞浆少，炎性背景突出而无肿瘤性坏死。

3. 放射治疗引起的上皮细胞反应性改变。主要表现为鳞状细胞呈巨细胞样或出现伴胞浆空泡的巨细胞，细胞浆丰富，嗜双色或多彩，核淡染肿胀，染色质不规则，可见核仁。

4. Barett 食管。前提是必须在内窥镜下刷检取样定位精确的样本。涂片可发现食管远端衬覆的柱状上皮细胞代替了复层鳞状上皮细胞，细胞涂片中可发现以下三类上皮细胞：

（1）连接上皮（即胃贲门样上皮）：由类似于贲门腺体和小凹上皮细胞，可见胞浆富含黏液，而往往无主细胞、壁细胞、潘氏细胞、杯状细胞等。

（2）特征的柱状上皮细胞，同正常的胃上皮细胞。

（3）细胞形态不典型的肠上皮样细胞。

5. 不典型鳞状上皮细胞（可疑癌细胞）。主要指上皮细胞发现一定程度的不典型性，考虑有不典型增生或癌的可能，但尚不能确认。

（1）上皮细胞数量增多，变密集，成团分布增加。

（2）核轻-中度增大，染色变深，极向紊乱，大小轻度不一致，核仁通常不显著。

（3）胞浆浓缩，核浆比增高。

（4）无明显的坏死背景。

6. 食管癌

主要类型是：

（1）鳞状上皮癌。分为高-中低分化，细胞畸形性大，核染，核膜不规则，染色质粗且分布不均，核仁通常明显，胞浆在高分化鳞癌可呈蝌蚪状、纤维状等，低分化癌中胞浆稀少，核浆比显著提高，坏死背景多见。

（2）其他类型。腺癌、小细胞癌等相对少见，细胞形态学特点等同于其他章节叙述的相同类型。

二、纤维鼻咽镜及纤维胃镜刷检细胞病理学检查

由于在内窥镜直视下的刷检具有取样范围广、适应证较宽、并发症少等优点，因此常常同时作为活检取样后的补充取样方式，在特定情况下（如活检禁忌证或失败）作为唯一的病理取样手段，两者主要用于相关部位的肿瘤诊断。

（一）取样及制片

在内窥镜直视下由相关专业医师完成，通常直接涂片 2～3 张或将刷取物保存在液基保存瓶中作液基细胞学处理，直接涂片时必须立即湿固定后送检，液基制片类似于前述的方法，通常采用巴氏染色或 H.E 染色。

（二）细胞病理学诊断

1. 纤维鼻咽镜刷检

（1）主要为鳞状细胞癌，分为角化性与非角化性鳞癌，进一步分为分化型与未分化型，细胞形态学改变类似于一般的各类鳞状细胞癌。

（2）其他类型恶性肿瘤：腺癌、恶性淋巴瘤、小唾腺源性恶性肿瘤等亦有所见，细胞学形态详见相关章节。

2.纤维胃镜刷检。主要为各种类型及分化程度的腺癌，通常对中-低分化类型的癌细胞（尤其是肠型胃癌），由于其形态学特点明确而确认相对容易。

分化好的腺癌要注意与修复性/再生性细胞改变相鉴别，散在分布的印戒细胞癌则需与来自胃炎或胃溃疡的组织细胞相鉴别。

此类及纤维胃镜刷检标本中还可以发现恶性淋巴瘤、神经内分泌癌（类癌）等恶性肿瘤。

三、脑脊液细胞病理学检查

脑脊液细胞病理学检查的主要目的是寻找肿瘤细胞，包括原发性和转移性肿瘤。由于标本采集在作腰椎穿刺时可能损伤血管，通常用多支试管分别取样。血液成分仅见于开始滴流的标本，通常以无血标本为佳，离心沉淀后取沉淀物涂片，潮干固定。若疑为淋巴瘤或白血病，最好联合应用 Wright 染色。

由于脑脊液细胞含量较少，为提高阳性率，近年来采用液基薄层制片技术、细胞离心涂片机及微孔薄膜过滤法等技术使脑脊液中细胞浓集，效果良好。

四、外周血液细胞病理学检查

在外周静脉中抽取一定数量的血液（通常为 10ml），查找血液中游离的恶性肿瘤细胞是近几年来时有报道的细胞病理学检查项目，其对恶性肿瘤的临床分期、预后、指导治疗方案等有重要的临床意义和一定的应用前景。

通常外周血液中查找游离肿瘤细胞的方法是：先通过一定的技术手段最大限度地去除血液中的正常细胞成分。如通过 95％酒精加 10％冰醋酸液破坏去除红细胞；用免疫磁珠吸附去除淋巴细胞、粒细胞等；然后离心沉淀制作涂片后再用相应原发肿瘤的免疫组化染色确认肿瘤细胞的存在与否。

（本节相关图片见附录二图 8-1～8-8）。

附录一

细胞病理学工作用表目录

（一）细胞病理学工作用表

1. 宫颈/阴道细胞病理学检查申请单

2. 细胞病理学检查申请单（非妇科样本）

3. 宫颈/阴道细胞病理学诊断报告单

4. 细胞病理学诊断报告单（非妇科样本）

5. 细胞病理学会诊申请单

6. 细胞病理学会诊报告单

7. 借片存根、借阅医院会诊意见回执单、借阅须知

8. 细胞病理学报告延发通知书

9. 针吸细胞学检查知情同意书

10. 标本退收通知书

11. 病理科细胞病理学室标本接收登记表

12. 细胞病理学诊断登记表

13. 病理科细胞病理学室报告发放登记表

14. 更正报告登记单

15. 会诊登记表

16. 设备使用登记表

17. 设备维修申请表

（二）质量管理用表

1. 室内质量控制记录表（检验前）

2. 室内质量监督记录表（检验中）

3. 室内质量监督记录表（检验后）

4. 病理科细胞病理学室制片质量月自查记录表

5. 病理科细胞病理学室制片质量自查年记录表

6. 细胞病理诊断医师日工作量统计表

7. 内部审核报告

8. 管理评审计划

9. 管理评审报告

10. 不符合项纠正措施处理单

11. 投诉处理回复表

12. 细胞病理学室 10％阴性病例复片记录表

13. 细胞病理学-组织病理学异常结果内部复片记录表

14. 质量监控活动评审报告

15. 质控总结分析报告

（三）内部管理用表

1. 细胞病理学室专业人员一览表

2. 细胞病理学室专业人员档案卡

3. 细胞病理学室仪器设备一览表

4. 细胞病理学室主要实验试剂一览表

5. 细胞病理学室专业人员业务讨论记录表

6. 细胞病理学室档案资料交接记录

7. 细胞病理学室内部文件一览表

（四）其他相关用表（略）

浙江省××医院病理科

宫颈／阴道细胞病理学检查申请单

细胞病理学编号：

姓名_____ 性别_____ 年龄_____ 送检单位_____

门诊号_____ 科室_____ 送检医师_____

住院号_____ 病区_____ 床号_____ 送检日期_____

临床诊断_____ 患者联系方式_____

病史摘要：

绝经： □是　　　□否　　　宫内节育器： □有　　　□无

末次月经：_____年____月____日

取样部位　□宫颈　□宫颈管　　　　若曾做过病理检查,务请填写：

　　　　　□宫腔　□阴道或阴道残端　　检查单位_____

制片方式　□普通涂片　□液基制片　　切片号码_____

　　　　　　　　　　　　　　　　　　检查日期_____

　　　　　　　　　　　　　　　　　　病理诊断_____

备注(其他需要注明的事项)：

标本满意度： □满意 □不满意,需重新取样

镜下所见：

上皮细胞数量： □＞5000 □＜5000

颈管细胞： □有 □无

化生细胞： □有 □有

感染性病变： □ 细胞改变提示 HPV 感染可能

□ 细胞改变提示疱疹病毒感染可能

□ 滴虫 □ 霉菌

□ 放线菌 □ 其他

鳞状上皮细胞分析：

□ 未见上皮内病变/恶性肿瘤(NILM)

□炎症反应:轻□ 中□ 重□

□萎缩反应

□宫内节育器反应

□放疗反应

□妊娠反应

□见宫内膜细胞(≥40％)

□其他_____

□ 非典型鳞状上皮细胞(ASC)

□不能明确意义(ASC-US)

□不排除上皮内高级别病变(ASC-H)

□ 低级别鳞状上皮内病变(LSIL)

□ 高级别鳞状上皮内病变(HSIL)

□CIN Ⅱ—Ⅲ

□原位癌(不除外早浸)

□ 鳞状细胞癌(SCC)

□ 恶性肿瘤细胞,不能明确来源(MC)

腺上皮细胞分析：

□ 非典型腺细胞(AGC-NOS)

□宫内膜

□颈管内膜

□不能明确来源

□ 非典型腺细胞,倾向瘤变(AGC-N)

□ 原位腺癌(AIS)

□ 腺癌(AC)

□宫颈管来源

□宫内膜来源

□不能明确来源

细胞病理学诊断：

备注(包括特染、免疫组化等结果)： 读片意见：

制片者_____ 诊断医师_____ 报告日期____年__月__日

浙江省××医院病理科
细 胞 病 理 学 检 查 申 请 单
（非妇科样本）

细胞病理学编号：

姓名_____ 性别_____ 年龄_____ 送检单位_____

门诊号_____ 科室_____ 送检医师_____

住院号_____ 病区_____ 床号_____ 送检日期_____

临床诊断_____ 患者联系方式_____

病史摘要：

标本采集方式：

肿块针吸 ☐　　腹水吸取 ☐

痰液 ☐　　心包积液 ☐

纤支镜毛刷 ☐　　食管拉网 ☐

内窥镜刷检 ☐　　尿液 ☐

乳头溢液 ☐

胸水吸取 ☐　　其他_____

若曾做过病理检查,务请填写：

检查单位_____

切片号码_____

检查日期_____

病理诊断_____

标本采取部位：

备注(其他需要注明的事项)：

制片记录（含制片方法、染色类型等）：

　　　　　　　　　　　　　　　　　　　记录者：＿＿＿＿＿＿＿＿＿＿＿

镜下所见：

细胞病理学诊断：

备注（包括特染、免疫组化等结果）：	讨论意见记录：

诊断医师＿＿＿＿＿＿＿＿＿＿＿＿＿　　报告日期＿＿＿＿年＿＿月＿＿日

浙江省××医院病理科

宫颈/阴道细胞病理学诊断报告单

细胞病理学号：_____

姓　名_____　性　别_____　年龄_____　送检单位_____

门诊号_____　联系电话_____　科室_____　送检医师_____

住院号_____　病　区_____　床号_____　送检日期_____

制片方式及仪器型号_____　报告日期_____

标本满意度：

□满意　　　　□不满意

细胞量：□＞5000　　□＜5000

颈管细胞：□有　　□无

化生细胞：□有　　□无

炎症反应：□轻　□中　□重

微生物选项：

□滴虫感染

□霉菌感染

□提示 HPV 感染可能

□提示疱疹病毒感染可能

其他感染：_____

图　片

细胞病理学诊断：

备注及建议：

诊断医师：

若送检医师对本诊断有疑问，请立即与病理科相关医师联系。

浙江省××医院病理科
细 胞 病 理 学 诊 断 报 告 单
（非妇科样本）

细胞病理学号：＿＿＿＿＿＿＿＿＿

姓　名＿＿＿＿＿＿　性　　别＿＿＿＿＿＿　年龄＿＿＿＿＿＿　送检单位＿＿＿＿＿＿＿＿

门诊号＿＿＿＿＿＿　联系电话＿＿＿＿＿＿　科室＿＿＿＿＿＿　送检医师＿＿＿＿＿＿＿＿

住院号＿＿＿＿＿＿　病　　区＿＿＿＿＿＿　床号＿＿＿＿＿＿　送检日期＿＿＿＿＿＿＿＿

制片方式及仪器型号＿＿＿＿＿＿＿＿＿＿＿＿＿＿＿＿　报告日期＿＿＿＿＿＿＿＿＿＿＿＿

镜下所见：

图 片　　　　　　　　　　　图 片

细胞病理学诊断：

特染、免疫组化等结果：

备注：

诊断医师：

若送检医师对本诊断有疑问，请立即与病理科相关医师联系。

浙江省××医院病理科

细 胞 病 理 学 会 诊 申 请 单

细胞病理学号：_____

姓　名_____　性　别_____　年龄_____　申请医院_____

门诊号_____　科室_____　送检医师_____

住院号_____　病　区_____　床号_____　送检日期_____

病人地址_____　联系电话_____　籍贯_____

临床诊断_____

原细胞病理学诊断（必须填写）：

原片单位_____　原细胞病理学号_____　标本类型_____

普通涂片　HE_____张　巴氏_____张　　组化、免疫组化等_____张

细胞蜡块白片_____张　细胞蜡块_____只

病史摘要与临床资料（包括与本病相关的影像学、实验室、内窥镜检查及其他相关信息）：

备注：

原单位切片、涂片是否退回（是□　否□）

讨论：

会诊意见：

附本科室组化、免疫组化等结果：

备注：

会诊医师＿＿＿＿＿＿＿＿＿　　　　　　报告日期＿＿＿＿年＿＿月＿＿日

浙江省××医院病理科
细 胞 病 理 学 会 诊 报 告 单

会诊编号：

姓　名＿＿＿＿＿　性　别＿＿＿＿＿　　年龄＿＿＿＿＿　　申请单位＿＿＿＿＿＿＿＿

门诊号＿＿＿＿＿　住院号＿＿＿＿＿　　病区＿＿＿　床号＿＿＿申请医师＿＿＿＿＿＿

原片单位＿＿＿＿＿＿＿＿＿＿＿＿＿　原细胞病理学号＿＿＿＿＿＿　标本类型＿＿＿＿＿

普通涂片（HE或巴氏染色）＿＿＿＿＿张　组化、免疫组化等＿＿＿＿＿＿＿＿＿张

细胞蜡块白片＿＿＿＿＿＿＿＿＿＿＿张　细胞蜡块＿＿＿＿＿＿＿只

会诊意见：

附本科室组化或免疫组化等结果（原片退回：□是　□否）：

会诊报告时间：＿＿＿＿＿年＿＿＿＿月＿＿＿＿日　　　会诊医师：＿＿＿＿＿＿＿＿＿

浙江省××医院病理科
借 片 存 根

借片存根编号：＿＿＿＿＿＿＿＿

患者姓名＿＿＿＿＿＿＿＿　借片张数＿＿＿＿＿＿＿＿　细胞病理学号＿＿＿＿＿＿＿＿

借片日期＿＿＿年＿＿月＿＿日　借片单位＿＿＿＿＿＿＿＿　押金＿＿＿＿＿元

借片人已完全知悉并同意"细胞病理学档案片借阅须知"各项内容要求

借片人（确认、签字）＿＿＿＿＿＿＿＿＿　身份证号＿＿＿＿＿＿＿＿＿＿

归还日期＿＿＿年＿＿月＿＿日　退还押金费＿＿＿＿＿元　收款人签名＿＿＿＿＿

借阅医院会诊结果：

经办人签名：＿＿＿＿＿＿＿＿

沿此线撕开

┄┄┄┄┄┄┄┄┄┄┄┄┄┄┄┄┄┄┄┄┄┄┄┄┄┄┄┄┄┄┄┄┄┄┄┄┄┄

借阅医院会诊意见回执单

敬请借阅医院填写以下内容，谢谢合作！

细胞病理学号	患者姓名	本院诊断意见	借阅医院诊断意见	会诊医师签名

借阅医院＿＿＿＿＿＿＿＿＿＿＿　会诊日期＿＿＿＿年＿＿＿月＿＿＿日

（借阅须知见下面说明）

（会诊回执粘贴处）

浙江省××××医院

细胞病理学档案片借阅须知

　　细胞病理学档案片是由病理科保存的重要的患者原始病案资料,其为诊治疾病的重要依据。由于档案片具有单一样本不可复制且易损的特点,借阅时请注意以下方面:

　　1. 借阅时原则上应凭借阅人求诊医疗单位加盖公章的借阅函(条)。

　　2. 借阅时借片人与本科室档案管理人员对借阅涂片核对无误并双方确认后移交档案片,借片人应支付押金并在病理科借片存根上签字为证(包括身份证信息)。

　　3. 借片人有义务确保档案片的完整归还,不得遗失、破损。若发生遗失破损情况,除需支付赔偿费用外,借阅人应填写破损或遗失说明,签名备案。出借单位则以原始记录结果承担相应的医疗责任。归还涂片时应同时交回借阅医院会诊结果回执单。

　　4. 借阅人在借片之日起原则上两周内(外省为一月)应归还所借档案片,无故逾期未归还者或未填写回执意见者,则不办理押金退还手续。

　　5. 凡涉及医疗纠纷的细胞病理学资料,病理科或细胞病理学室原则上应按法律程序提供有关资料,任何个人不得私自调阅和借阅相关资料。

　　6. 借阅涂片＿＿＿＿＿＿＿＿张　需交押金＿＿＿＿＿＿＿＿元

　　　经手人＿＿＿＿＿＿＿＿

借片日期＿＿＿＿年＿＿＿月＿＿＿日

浙江省××医院病理科

细 胞 病 理 学 报 告 延 发 通 知 书

_____患者：您好！

　　您在本科进行的细胞病理学检查（细胞病理学号为

_____）报告单因故延发，特告知以下信息，对此带来的

不便敬请谅解！

1. 延发原因：

　　　　　　　□需重取样，制片

　　　　　　　□需免疫组化检测等

　　　　　　　□细胞蜡块制作

　　　　　　　□其他_____

2. 预计报告日期：_____年_____月_____日

3. 取报告地点：

　　　　　　　　□门诊服务台

　　　　　　　　□病理科服务台

　　　　　　　　□病区护士站

病理医师_____　　　　　告知日期_____

浙江省××医院病理科

针吸细胞病理学检查知情同意书

姓名_____ 性别_____ 年龄_____ 科别_____ 住院号/门诊号_____ 联系电话_____

各位先生/女士：

您好！欢迎您选择我室为您检查疾病。

细胞病理学诊断是以疾病形态学为基础的诊断项目,其结果作为临床医师确定病变性质、指导治疗方法的重要依据,有较高的临床意义。但其是一项微创性检查,且具有一定的缺陷和不足,您在检查前请认真阅读此单,对此项目检查您拥有如下基本情况知情权。

一、禁忌证

若既往有如下疾病史则不适合此项检查,请在检查前告知相关医师：

1. 中重度心脏病、心绞痛及心力衰竭患者,重度高血压及脑血管病变;

2. 出凝血机制障碍患者;

3. 严重哮喘及呼吸衰竭患者;

4. 体质极度虚弱,恶病质患者;

5. 精神、神经障碍患者及重度癫痫患者;

6. 创伤失血正在急救患者等;

7. 其他不适或疾病不适合检查的。

二、并发症

穿刺针吸检查采用7号针头,系微创性检查,但人体结构的特殊性和疾病的复杂性是不可预测的。最小的创伤也可引起较大的后果,针吸过程中可出现以下并发症：

1.出血;

2.疼痛;

3.晕针;

4.低血糖休克;

5.心慌、气短等症状;

6.癫痫发作;

7.寄生虫病等引发的过敏性休克;

8.颈部或其他部位的神经鞘肿瘤,颈部穿刺时涉及神经鞘组织时,可出现酸、麻、痛的感觉,并多放射至上肢末梢部位,多为一过性,个别患者可有一定的持续时间;

9.胸部及锁骨上针吸时,病人配合不佳或因注射器塞芯与抽芯脱离而引起针尖进入胸腔,造成气胸等;

10.其他不可预测的情况。

三、检查后注意事项

1. 检查完毕后需在候诊室家属陪同下静坐30min以上才能离开;

2. 检查后发现严重晕厥、胸闷气急、呕血、黑便等不适请及时向医生就诊;

3. 检查后避免重体力活动及污物接触针吸部位;

4. 一般情况下检查后两个工作日内取报告单,特殊检查需顺延。

四、检查的特殊性

1. 细胞病理学检查是治疗前或术前检查,一般标本量较少,是一种抽样检查,有其局限性,即检查的敏感度在 70%～90%,特异性在 90%～95%。穿刺针吸检查有时还需重复取样。

2. 细胞病理学检查诊断结果由于有以上不足,其结果仅供临床医师综合分析病情时参考,不能作为器官或肢体切除的最终依据,这点也请您予以重视和理解。

3. 作为教学医院,在保证医疗质量及带教医师指导的前提下允许进修、实习医师参加必要的操作。

在知道了以上情况后,您还愿意做此项检查吗？ 如愿意,请签字或按手印确认,谢谢合作!

患者签字(或手印)：

委托签字者签字：　　　　　　与患者关系：　　　　　签字日期:20　年　月　日

医生签字：　　　　　　　　　　　　　　　　　签字日期:20　年　月　日

浙江省××医院病理科

细胞病理学室标本退收通知书

_____医生：

您好！

您申请的_____病区、____床、_____患者的细胞病理学检查项目,根据细胞病理学工作规范的规定,有下列原因(打"√"者)不符合要求,需进行修正,特此告知,敬请谅解!

要求规范项目	退收原因
送检资质符合规范准入要求	送检单位不是法定医疗机构(　　) 送检医师没有相应医师资格(　　　)
标本送检过程按规范要求	不按规范的方法采集(　　)　　不按规范的方法运输(　　　　) 不按规范的方法保存(　　　)
申请单位的信息资料清晰、明确	不能辨认姓名(　　)　　性别不清(　　)　　送检物不明(　　　)
申请单与标本上的信息完全一致	姓名不一致(　　)　编号不一致(　　)　送检材料不一致(　　　)
标本上的信息完整	无姓名(　　)　　无编号(　　　)
送检标本影响正常检验	泄漏(　　)　　损坏(　　)　　碎裂(　　)　　干固(　　　)
其他	

病理医师_____　　　告知日期_____

×××医院病理科细胞病理学室标本接收登记表

细胞学编号	姓名	性别	年龄	门诊/住院号	送检科室	标本类型	标本质量	检查项目	交接日期	送样人	收样人

×××医院病理科细胞病理学诊断登记表

细胞学编号	姓名	性别	年龄	门诊/住院号	送检科室	细胞病理学诊断	诊断医师	日期

×××医院病理科细胞病理学报告发放登记表

细胞学编号	姓名	性别	年龄	门诊/住院号	送检科室	细胞病理学诊断	发放人	接收人	日期

×××医院病理科细胞病理学室

更正报告登记单

编号：　　　　　　　　　　　　　　　　　　第　页；共　页

委托单位		报告编号	
项目名称		复核/复验时间	

修改原因：

修改依据：

原报告编号、内容及报告医师：

修改后内容：

复核/复验：　　　主任：　　　　　单位（盖章）

　　　　　　　　　　　　　　　　时间：　　年 月 日

×××医院病理科细胞病理学室诊断会诊登记表

细胞病理学会诊编号	姓名	性别	年龄	门诊/住院号	原单位细胞病理学号	原诊断意见	会诊意见	会诊医师	会诊日期

×××医院病理科细胞病理学室
设备使用登记表

仪器设备名称：　　　　　　　　　　　　　　　　　　　编号：

序号	使用日期	使用环境	使用性能状态检查		异常情况	使用人	备注
			使用前	使用后			

×××医院病理科细胞病理学室
设备维修申请表

仪器设备名称		准确度或不确定度	
型 号 规 格		编 号	
购 置 日 期		金 额	
故障情况	操作人签字：　　　　　　日期：　　年　月　日		
维修方式及费用	实验组负责人签字：　　　　　日期：　　年　月　日		
设备管理员意见	签字： 日期：年　月　日	技术负责人意见 签字： 日期：年　月　日	
维修情况记录	设备管理员： 日期：年　月　日	维修后的验收、确认、校准情况 设备管理员： 日期：年　月　日	

×××医院病理科细胞病理学室

室内质量控制记录表(检验前)

适应范围	关键 控制点	监督内容	检查记录	质量监督员 签名/日期
分析前质量 监督	制片前准备	1.是否告知待检者在标本采集前应做的准备; 2.特殊标本采集要求,是否告知待检者应注意事项; 3.标本采集前是否询问待检者遵守了注意事项。		
	申请单	1.检验申请单填写是否完整; 2.是否填写了特殊标本的相关信息; 3.是否有检验申请人签名、时间; 4.特殊标本是否有采集、送检、收样的人员签名、时间; 5.是否具有唯一标识。		
	采样制片 人员	1.标本采集人员是否符合任职要求; 2.采样人员个人防护及无菌操作是否符合规范; 3.标本采集人员是否熟悉并执行标本采集的一般要求或特殊要求。		
	标本标签	1.有无核定格式的标本标签; 2.标本标签在检验申请单、标本容器、检验报告单、存档单中是否一致; 3.标本标签各栏目能否达到使用方便、清晰明了。		
	制片过程	1.是否符合操作规程的要求; 2.所获得的标本是否满足检测项目的要求; 3.标签、检验申请单与标本是否一致。		
	送检过程	1.特殊项目的标本送检人员是否为指定的人员; 2.能否保证标本不改变性状、不污染环境; 3.特殊项目的标本有无采、送、收人员的签署记录。		
	标本接收	1.有无规范的标本登记本; 2.标本搁置的要求是否执行。		

×××医院病理科细胞病理学室

室内质量控制记录表(检验中)

适应范围	关键控制点	监督内容	检查记录	质量监督员签名/日期
分析中质量监督	细胞病理学医师专业人员	1.是否有专业资格; 2.精密仪器的操作人员是否进行了专门培训; 3.是否进行了继续教育并有记录; 4.是否进行了岗前培训。		
	设施环境	1.是否有水、电、气、光、磁的要求及执行记录; 2.有无室温和温控仪表的监控记录; 3.生物安全防护措施是否到位; 4.防火、防盗措施是否到位; 5.医疗废物是否按法定程序处理; 6.有特定环境要求的实验室是否符合要求并有监控记录。		
	仪器设备	1.是否进行日常和定期维护并记录; 2.是否按规定进行校准并记录; 3.是否进行标识管理; 4.是否保存设备运行的原始记录; 5.是否有维修记录。		
	试剂	1.是否向合格供应商采购并验收; 2.是否储存在适宜的环境中; 3.是否在有效期内使用; 4.是否建立了清单,包括批号、实验室接收日期、投入使用日期; 5.是否有领用及报废记录。		
	操作规程	1.是否按照法律、法规、行业标准及作业指导书进行操作; 2.在特殊情况下有无备用方案。		
	原始记录	1.记录要用词准确、字迹清晰、及时; 2.项目完整、签字齐全、内容真实; 3.修改规范,无涂改。		
	质控	1.有无室内控制的方案及执行记录; 2.是否在受控范围内开展检验工作及报告结果; 3.失控时有无核查、纠正的程序及记录。		

×××医院病理科细胞病理学室

室内质量控制记录表(检验后)

适应范围	关键 控制点	监督内容	检查记录	质量监督员 签名/日期
分析后质量 监督	细胞病理 学报告单	1.有无规范细胞病理学报告单; 2.细胞病理学诊断结论是否正确,诊断用语是否规范; 3.是否实行三级医师复核及签名制度; 4.是否满足检验申请者对检验结果发布的特殊要求; 5.是否在规定的时间内发出报告单; 6.因故不能按时发出报告时,是否及时告知临床科室和患者。		
	病理结果 分析	1.检验结果有疑问时是否及时与临床医生沟通、报告上级主管及记录; 2.对被检人员的询问是否给予满足; 3.对投诉人员是否按《投诉管理程序》执行并记录。		
	与临床或 协作单位 的沟通	1.是否及时、准确地告知检验结果; 2.对检验结果的临床应用有无定期座谈的制度; 3.与协作单位有无规范的合同书。		
	室间质评	1.规定的项目是否进行能力比对实验或室间评价并获得合格证书; 2.室间质评成绩反馈后是否进行认真分析及处理,以获得持续改进。		
	标本的处理	1.标本的保存是否符合要求; 2.标本的处置是否安全,是否符合相关法规的要求。		

注:质量监督员随时(至少 1 次/季)选择重点、难点、疑点及易出错环节进行监督并记录。

×××医院病理科细胞病理学室制片质量月自查记录表

细胞检查项目	检查例数	取材						制片						固定						染色						综合评价					
		优秀		合格		不合格		优秀		合格		不合格		优秀		合格		不合格		优秀		合格		不合格		优秀		合格		不合格	
		例	%	例	%	例	%	例	%	例	%	例	%	例	%	例	%	例	%	例	%	例	%	例	%	例	%	例	%	例	%
液基巴氏涂片																															
传统巴氏涂片																															
浆膜腔积液涂片																															
FNAC																															
痰液涂片																															
内窥镜下刷片																															
其他涂片																															
合计																															

检查人：　　　　　　　　　　　　　　　　　　检查日期：

148

×××医院病理科细胞病理学室制片质量自查年记录表

检查月份	检查例数	取材						制片						固定						染色						检查人
		优秀		合格		不合格		优秀		合格		不合格		优秀		合格		不合格		优秀		合格		不合格		
		例	%	例	%	例	%	例	%	例	%	例	%	例	%	例	%	例	%	例	%	例	%	例	%	
1																										
2																										
3																										
4																										
5																										
…																										
合计																										

统计人：　　　　　　　　　　　　　　　　　　　　　统计日期：　　年　月　日

×××医院病理科细胞病理学室

诊断医师日工作量统计表

日期：   阅片医师：

阅片时间段	起止编号	涂片种类	玻片量		当天总工作量
10％复片异常诊断例数：					

×××医院病理科细胞病理学室

内部审核报告

审核目的			
审核范围			
审核依据		审核日期	
受审核部门		部门负责人	
内审组长		内审员	

审核计划实施情况：

存在的主要问题：

体系运行情况总结及有效性、符合性结论：

内审组长签名：　　　　　日期：

质量负责人签名：　　　　　日期：

科主任签名：　　　　　日期：

×××医院病理科细胞病理学室

管理评审计划

评审目的：
参加人员：
评审内容：
评审准备工作要求：
评审时间安排：

×××医院病理科细胞病理学室

管理评审报告

评审会议时间、地点：
评审目的：
参加评审人员：
评审内容摘要：
评审结论：
纠正和预防措施摘要：

×××医院病理科细胞病理学室

不符合项纠正措施处理单

不符合事实	发现人员： 日　　期：
原因分析	责任人： 日　　期：
纠正措施	责任人：　　　　　　　　　　批准人： 日　期：　　　　　　　　　　日　期：
效果验证	确认人： 日　　期：

×××医院病理科细胞病理学室

投诉处理回复表

投诉方名称		联系方式	
投诉受理人		受理投诉时间	
投诉方式	信函 □/公文 □/传真 □/电话 □/口头 □/其他方式 □		

投诉内容、相关证据及要求：
 　 　 受理人：　　　　　　　　　日期：
投诉调查结果及处理意见：
 　 　 质量负责人：　　　　　　　日期：
对重大抱怨的处理意见：
 　 　 病理科主任：　　　　　　　日期：
纠正措施及确认：
 　 责任部门负责人：　　　　日期：　　质量负责人：　　　　日期：
投诉方对处理的意见：
 　 　 投诉方：　　　　　　　　日期：

×××医院病理科细胞病理学室

10％阴性病例复片记录表

细胞病理学号	原诊断结果	质控结果	最终诊断结果

复片医师：　　　　　　　　　　日期：

×××医院病理科细胞病理学
——组织病理学异常结果内部复片记录表

细胞病理学号	细胞病理学原诊断	原诊断医师	组织病理学号	组织病理学诊断	复片结果	内审医师	日期

×××医院病理科细胞病理学室

质量监控活动评审报告

编号：

评审目的	
评审人员	
评审日期	
监控计划实施情况	质控组：
监控计划方法的有效性	质量负责人：
评审结论：	

评审小组：
年　　月　　日

×××医院病理科细胞病理学室

质控总结分析报告

质控项目		质控时间	
失控项目		质控人员	
失控原因	签名： 日期：		
质控负责人审核	签名： 日期：	科室负责人审批	签名： 日期：

×××医院病理科细胞病理学室专业人员一览表

序号	姓 名	性别	出生年月	从事本专业时间	政治面貌	学历	专业技术职务	毕业学校及专业	工作责职	执业医师证号	执业注册地点	上岗培训时间及培训基地
									诊断			
									技术			

注:工作责职分为诊断医师、技术人员

×××医院病理科细胞病理学室

人员档案卡

登记日期：　　　　　　　　　　　　　　　员工编号：

姓名		性别		出生年月	
工作时间		所学专业		最高学历	
毕业时间		毕业院校		任职岗位	

专业技术资格证书登记表

证件号	发证单位	级别	有效期	复印件	原件

主要工作经历：

相关专业培训经历：

培训日期	培训项目	培训内容	培训结果	证书号	备注

能力资格的确认：　　　　　主任签名：　　　　　日期：

备注

×××医院病理科细胞病理学室仪器设备一览表

序号	名称	规格型号	生产厂家	出厂日期	出厂编号	购置日期	统一编号	性能状态	设备负责人

×××医院病理科细胞病理学室主要实验试剂一览表

第　页;共　　页

序号	名称及编号	型号规格	数量	生产厂家	备注

×××医院病理科细胞病理学室

专业人员业务讨论记录表

部门：

会议主题	
会议时间	地点	主持人	
参加人员	

讨论的内容及结果记录：

改进的建议：

×××医院病理科细胞病理学室

档案资料交接记录

序号	名称	份数	移交人	归档日期	接收人	备注

×××医院病理科细胞病理学室

内部文件一览表

序号	文件名称	文件编号	版本号	页数	份数	备注

附录二　细胞病理学相关技术指南病理彩图

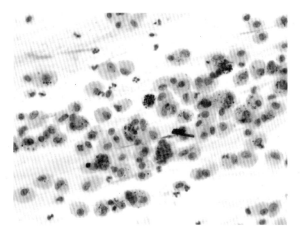

图1-1 合格痰液涂片：大量组织细胞（尘细胞），其胞浆内可见吞噬颗粒。　　　　　　　　　　（HE×400）

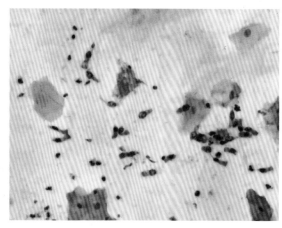

图1-2 合格痰液涂片：保存完好的柱状上皮细胞。
　　　　　　　　　　　　　　　　　　（HE×200）

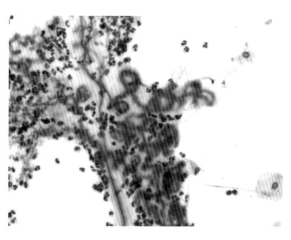

图1-3 合格痰液涂片：在中、小支气管内形成的黏液丝（库氏螺旋体）。　　　　　　　　　　（HE×400）

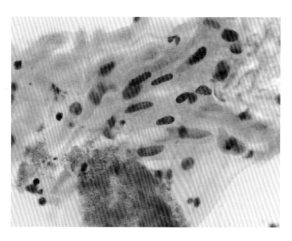

图1-4 高分化鳞癌：丰富的嗜酸性胞浆和固缩畸形的胞核是其特点。　　　　　　　　　　　（HE×400）

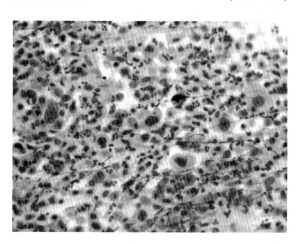

图1-5 高分化鳞癌：增大、畸形而固缩的细胞核，背景较"脏"。　　　　　　　　　　　　（HE×400）

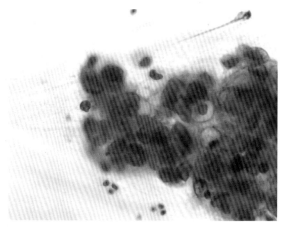

图1-6 腺癌：丰富且疏松的胞浆，可见分泌空泡，核偏位，增大，核膜厚，核仁明显。　　　（HE×400）

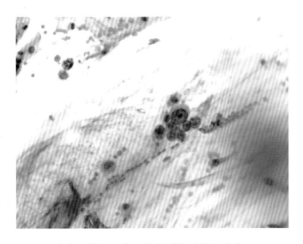

图 1-7 腺癌：核仁显著，染色质相对均匀分布。
　　　　　　　　　　　　　　　　　（HE×400）

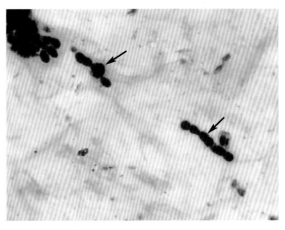

图 1-8 小细胞癌：经典的条索状列兵样排列，墨水滴深染的核，几乎没有胞浆。　　　　（HE×400）

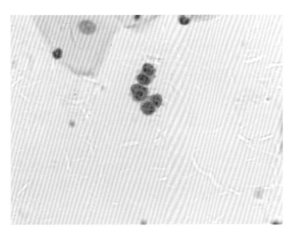

图 1-9 差分化癌（非小细胞癌，NSCLC）：组织学类型难以判定。　　　　　　　　（HE×400）

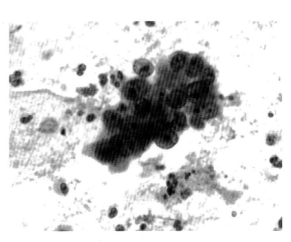

图 1-10 腺癌细胞团：背景中可见坏死，核恶相显著（结合病史考虑转移性高级别尿路上皮癌）。　（HE×400）

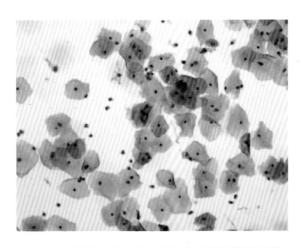

图 2-1 表层鳞状上皮细胞：丰富而成熟的薄屑状胞浆，核固缩状，核浆比大于 10:1。　　（Pap×200）

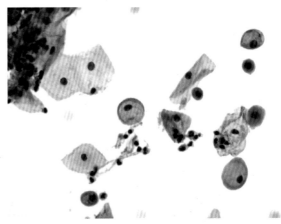

图 2-2 中层及**副基**底层鳞状上皮细胞：圆或卵圆形规则胞浆，核周胞浆着色变浅，核浆比 5~8:1。（Pap×400）

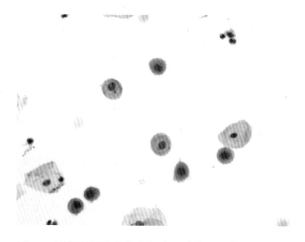

图2-3 副基底层鳞状上皮细胞：致密而深染的均质胞浆，核圆、深染，核浆比 3~5 : 1。 （Pap×400）

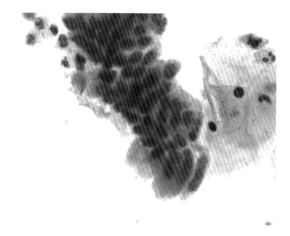

图2-4 颈管柱状上皮细胞：蜂窝状排列，胞浆丰富，可见分泌，核大小一致。 （Pap×400）

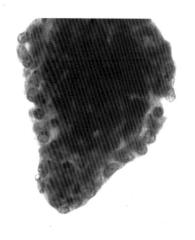

图2-5 子宫内膜细胞：双层"基质球"样结构，外层细胞疏松，内层致密，呈三维立体结构。 （Pap×400）

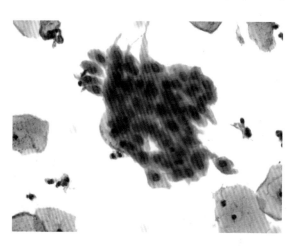

图2-6 鳞状化生细胞：核圆或卵圆形，可见小核仁，胞浆均质致密，可见突起或多边形状。 （Pap×400）

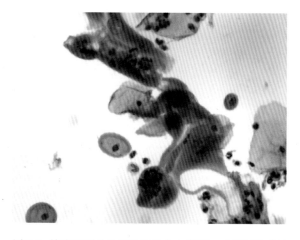

图2-7 放疗反应性改变的鳞状上皮细胞：丰富而致密的胞浆，胞浆可嗜酸或双色，形态不规则，胞核增大深染，核仁明显。 （Pap×400）

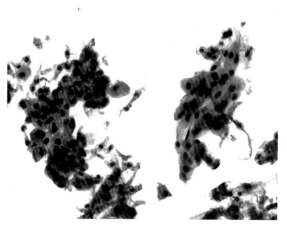

图2-8 萎缩反应性鳞状上皮细胞。

（Pap×400）

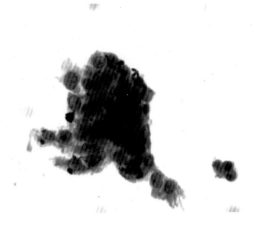

图 2-9　修复性鳞状上皮细胞：细胞呈片状，极性良好，排列成鱼群样或流水状，核均匀一致，多可见显著的核仁。
（Pap × 400）

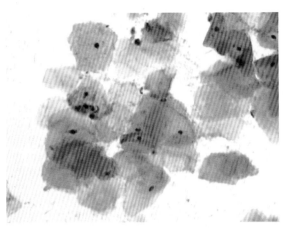

图 2-10　过度角化的鳞状上皮细胞：核消失，部分细胞可见残留的胞核迹象。
（Pap × 400）

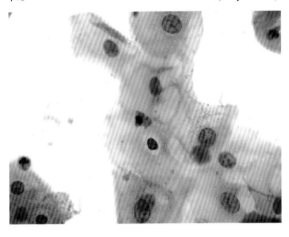

图 2-11　炎症反应性改变的鳞状上皮细胞：胞浆不均质，核周可见空晕，核轻度增大，胞浆边缘不规则。
（Pap × 400）

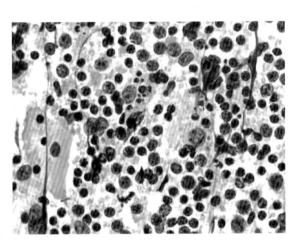

图 2-12　滤泡性宫颈炎：可见各个转化阶段的淋巴细胞及组织细胞吞噬反应。
（Pap × 400）

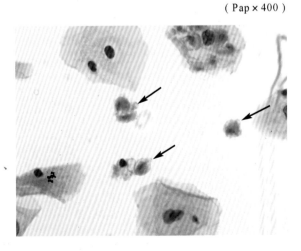

图 2-13　滴虫性阴道炎：可见多个滴虫，上皮细胞炎症反应显著。
（Pap × 400）

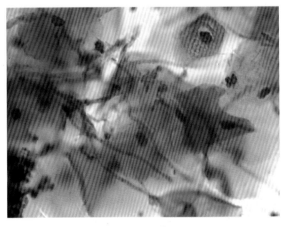

图 2-14　真菌性阴道炎：可见大量穿插在上皮细胞之间的假菌丝。
（Pap × 400）

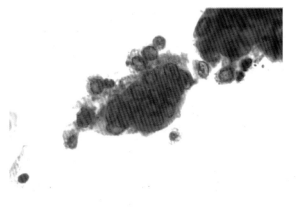

图 2-15 疱疹病毒感染引起的上皮细胞改变：胞浆融合成合胞体，核毛玻璃样并且镶嵌状排列，可见核内嗜酸性包涵体。　　　　　　　　　　　　（Pap × 400）

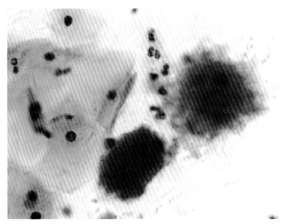

图 2-16 放线菌团。　　　　　　　　　　（Pap × 400）

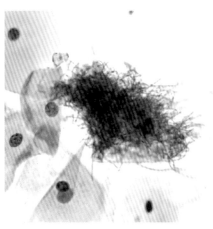

图 2-17 纤毛菌团。　　　　　　　　　（Pap × 400）

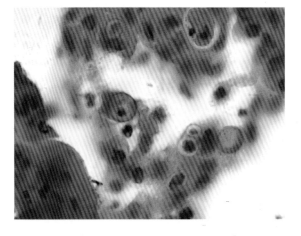

图 2-18 衣原体感染后的上皮细胞改变：可见浆内包涵体，核被挤压到一侧。　　　　　　　（Pap × 400）

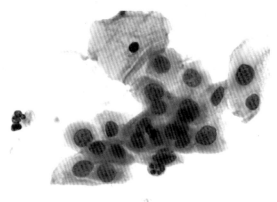

图 2-19 ASC-US：核增大 2~3 倍，化生样胞浆。
　　　　　　　　　　　　　　　　　（Pap × 400）

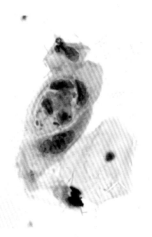

图 2-20 ASC-US。
　　　　　　　　　　　　　　　　　（Pap × 400）

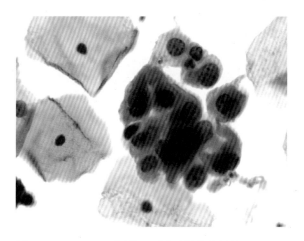

图 2-21 ASC-H：不成熟、不典型的化生细胞。
（Pap×400）

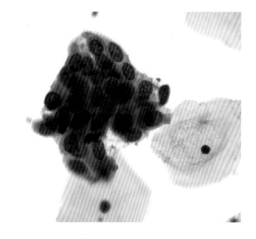

图 2-22 ASC-H：不成熟、不典型的化生细胞。
（Pap×400）

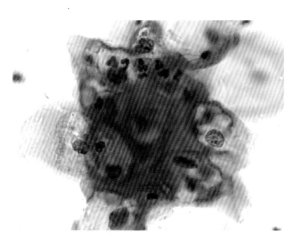

图 2-23 LSIL：HPV 感染的上皮细胞改变，可见典型的核周空穴现象。 （Pap×400）

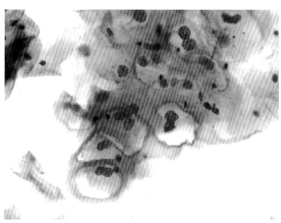

图 2-24 LSIL：HPV 感染的上皮细胞改变，可见典型的核周空穴现象。 （Pap×400）

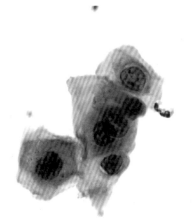

图 2-25 LSIL：丰富而成熟的胞浆，核增大 3 倍以上，染色质增多、拥挤。 （Pap×400）

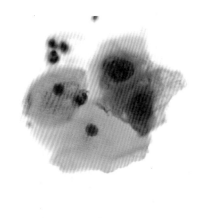

图 2-26 LSIL：丰富而成熟的胞浆，核增大 3 倍以上，染色质增多、拥挤。 （Pap×400）

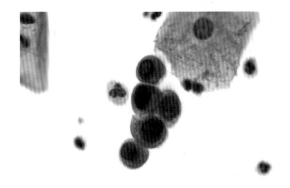

图 2-27 HSIL：中底层细胞样胞浆，深染而粗颗粒状染色质，核膜不规则。　　　　　　（Pap×400）

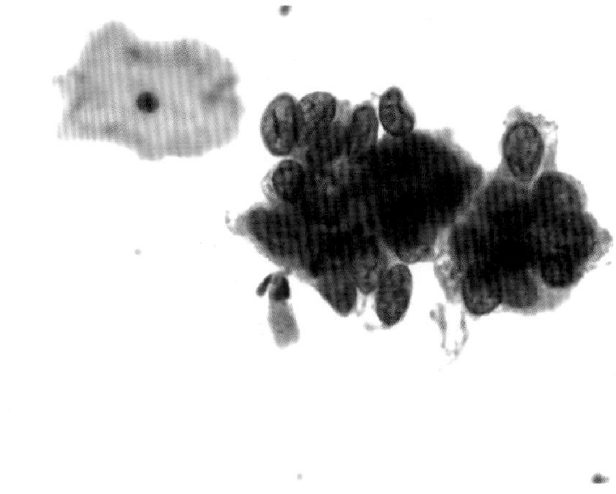

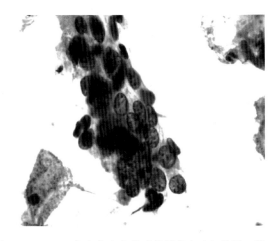

图 2-29 HSIL：条索状密集排列的鳞状上皮细胞团，核浆比例高，块状染色质。　　　　（Pap×400）

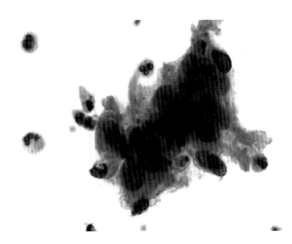

图 2-28 HSIL：密集细胞团，核沟样分布的染色质。
　　　　　　　　　　　　　　　　（Pap×400）

图 2-30 HSIL：异形的鳞状上皮细胞间可见个别不典型固缩状鳞状上皮细胞，不能排除浸润癌可能。
　　　　　　　　　　　　　　　　（Pap×400）

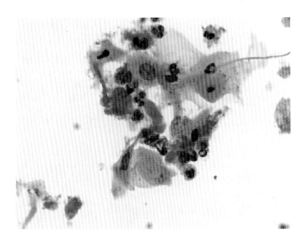

图 2-31 角化型鳞状细胞癌："肿瘤素质"样坏死背景。
　　　　　　　　　　　　　　　　（Pap×400）

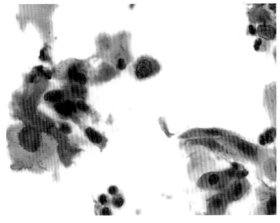

图 2-32 角化型鳞状细胞癌：多形性改变的核。
　　　　　　　　　　　　　　　　（Pap×400）

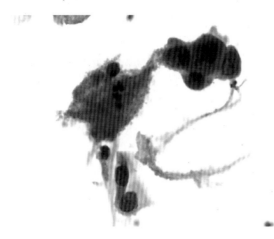

图 2-33 非角化型鳞状细胞癌：可见核仁。（Pap×400）

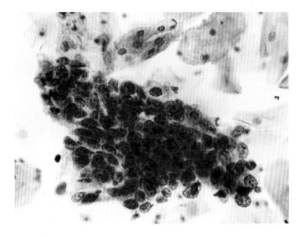

图 2-34 非角化型鳞状细胞癌。　　　（Pap×400）

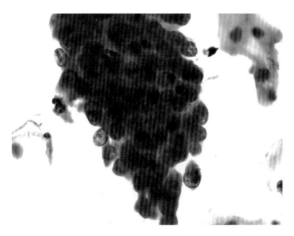

图 2-35 非典型腺上皮细胞：密集而呈立体状排列的不典型腺上皮细胞巢，蜂窝结构消失。（Pap×400）

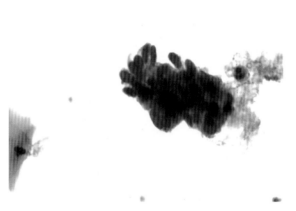

图 2-36 非典型腺上皮细胞：核拉长、增大，细胞团边缘排列成羽毛状。　　　　　　　（Pap×400）

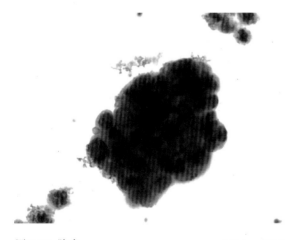

图 2-37 腺癌。　　　　　　（Pap×400）

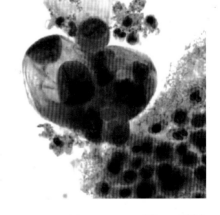

图 2-38 腺癌。　　　　　　（Pap×400）

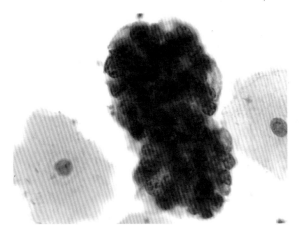

图 2-39 腺癌。　　　　　　　　　　　（Pap × 400）

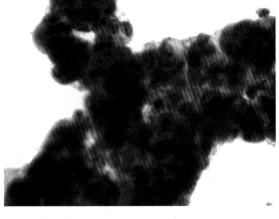

图 2-40 腺癌。　　　　　　　　　　　（Pap × 400）

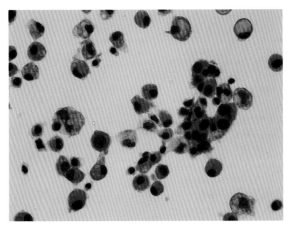

图 3-1 组织细胞与间皮细胞：可见较多散在泡沫样组织细胞和相对均质胞浆的间皮细胞。　　（HE × 200）

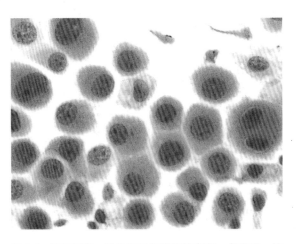

图 3-2 间皮细胞：增生间皮细胞胞浆丰富，多边形，核居中或稍偏位，细胞间可呈镶嵌状排列。　（HE × 400）

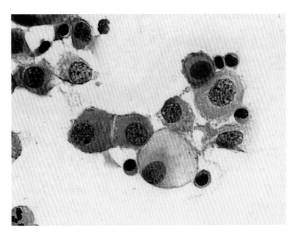

图 3-3 间皮细胞（开窗现象）：两个间皮细胞间可见裂隙状开口。　　　　　　　　　　（Pap × 400）

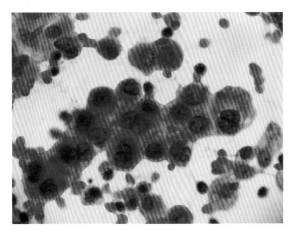

图 3-4 增生的间皮：不典型的核改变，偶见双核，大小相对一致。　　　　　　　　　　（HE × 400）

9

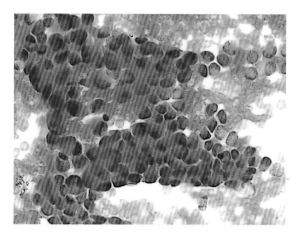

图 3-5 "创伤性"间皮：浆膜腔冲洗液涂片中较常见的成片机械脱落的间皮细胞。　　　　（HE×400）

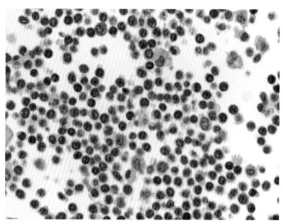

图 3-6 结核性胸水：大量淋巴细胞、组织细胞，间皮细胞少见。　　　　（HE×200）

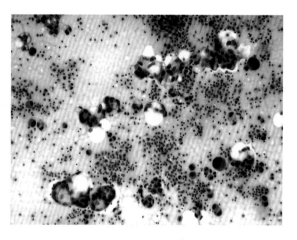

图 3-7 腺癌：散在的淋巴细胞、间皮细胞及成巢的腺癌细胞团。　　　　（HE×200）

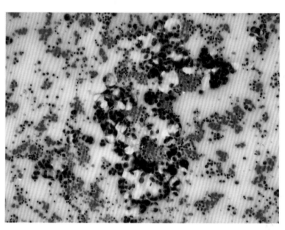

图 3-8 腺癌。　　　　（HE×200）

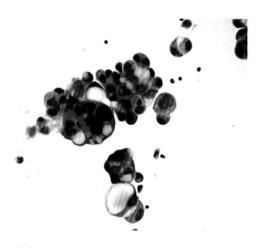

图 3-9 腺癌。　　　　（HE×200）

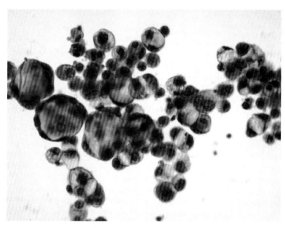

图 3-10 腺癌。　　　　（HE×200）

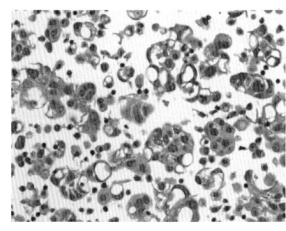
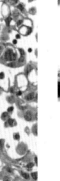

图 3-11 腺癌（细胞蜡块切片）。　　（HE×200）

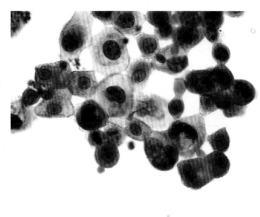

图 3-12 腺癌(PAS 染色阳性)。　　（HE×400）

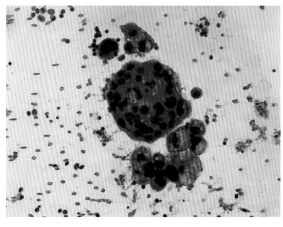
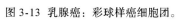

图 3-13 乳腺癌：彩球样癌细胞团。　（HE×200）

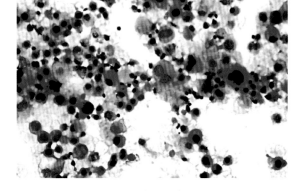

图 3-14 鳞状细胞癌。　　　　（HE×200）

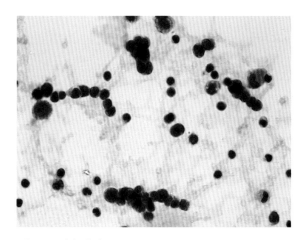

图 3-15 小细胞癌。　　　　　（HE×200）

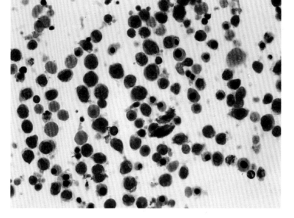

图 3-16 恶性淋巴瘤。　　　　（HE×200）

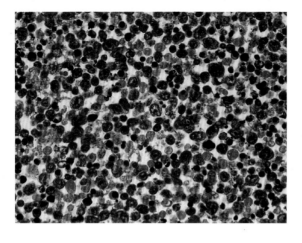

图 3-17 恶性淋巴瘤（细胞蜡块切片）。　　（HE×400）

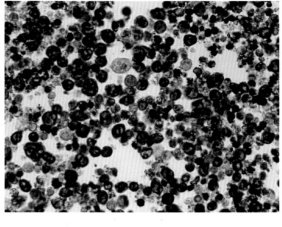

图 3-18 恶性淋巴瘤：CD3 阳性（细胞蜡块切片，免疫组化染色）。　　（HE×400）

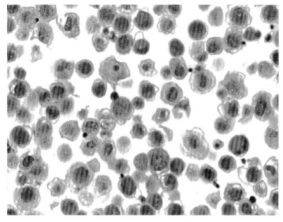

图 3-19 恶性间皮瘤。　　（HE×400）

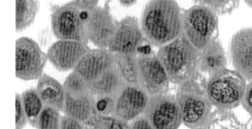

图 3-20 恶性间皮瘤（细胞蜡块切片）。　（HE×400）

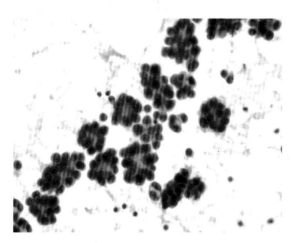

图 3-21 恶性间皮瘤。　　（HE×400）

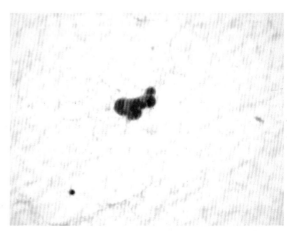

图 3-22 促纤维增生性小圆细胞性肿瘤。　（HE×400）

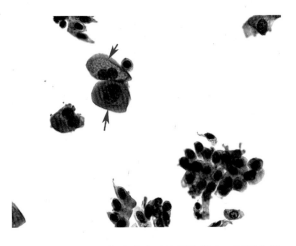

图 4-1 尿路上皮：膀胱冲洗后的尿液样本，可见各层上皮细胞，量丰富，箭头所指为伞细胞。（Pap×400）

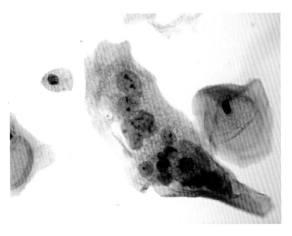

图 4-2 尿路上皮：表层的多核尿路上皮细胞，胞浆丰富，有一个或多个圆形或椭圆形胞核，核膜光滑，可见核仁。（Pap×400）

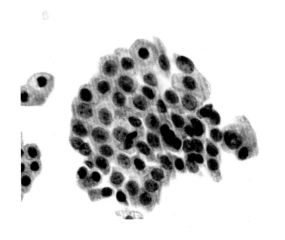

图 4-3 尿路上皮：片状排列的良性尿路上皮细胞。（Pap×400）

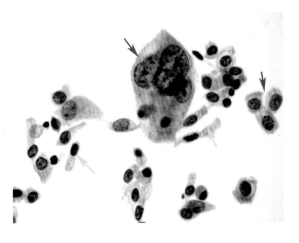

图 4-4 尿路上皮（冲洗液）：膀胱镜检后样本，红箭头示表层尿路上皮细胞，黄箭头示柱状上皮细胞。（Pap×400）

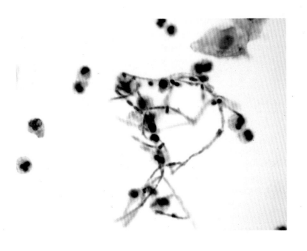

图 4-5 真菌：可见假菌丝及孢子，大量出现时才有意义。（Pap×400）

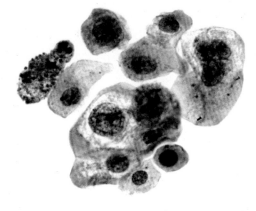

图 4-6 HPV：尿路上皮细胞有明显的核周空晕，核增大，染色质加深而形成典型的挖空细胞。（Pap×400）

13

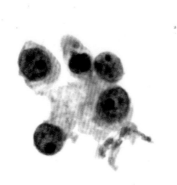

图 4-7 低级别尿路上皮癌：细胞异形明显，核仁巨大。
（Pap×400）

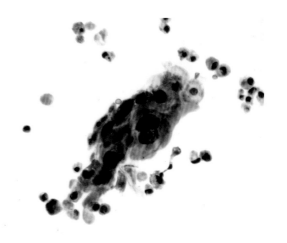

图 4-8 高级别尿路上皮癌：大而多形的肿瘤细胞呈鳞状
细胞分化。　　　　　　　　　　（Pap×400）

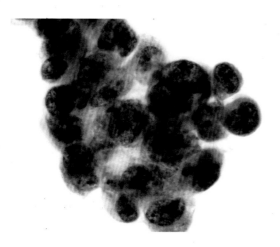

图 4-9 尿路上皮癌：核明显恶性特征，核膜不规则，染
色质粗块状，分布不均匀，多个大核仁。　（Pap×400）

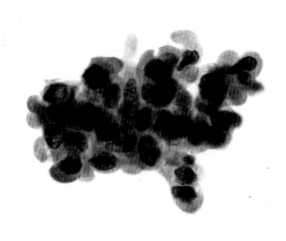

图 4-10 尿路上皮癌：细胞核异形明显，核膜不规则，排
列极度紊乱。　　　　　　　　　　（Pap×400）

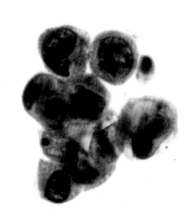

图 4-11 膀胱腺癌：细胞异形明显，核偏位，胞质有分泌
性空泡，具有腺癌特征。　　　　　（Pap×400）

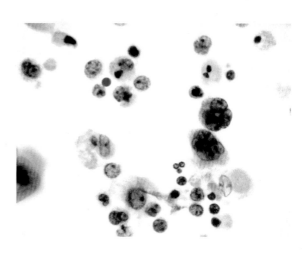

图 4-12 膀胱鳞状细胞癌：畸形的鳞癌细胞，明显异形核
及角化胞质。　　　　　　　　　　（Pap×400）

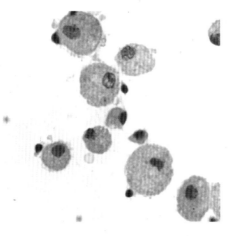

图 5-1 泡沫样组织细胞：丰富的泡沫样胞浆，小而浅染的核，常偏位，在乳头溢液涂片中最为常见。(HE×400)

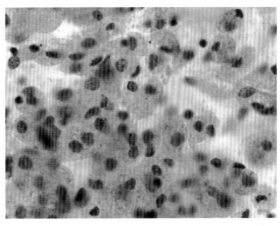

图 5-2 炎症细胞和泡沫样组织细胞。 (HE×400)

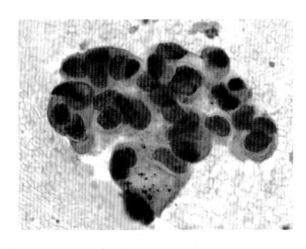

图 5-3 导管内乳头状瘤：成片的实性乳头状排列导管上皮细胞，核轻度偏位常伴有轻－中度异形，染色质细腻。(HE×400)

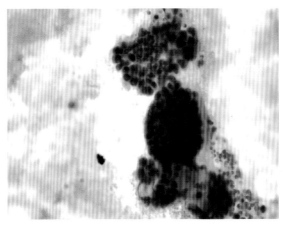

图 5-4 导管内乳头状瘤：乳头断片细胞团。(HE×200)

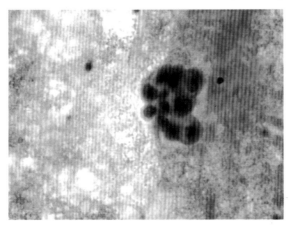

图 5-5 导管内乳头状瘤：小团的乳头状导管上皮细胞，具有立体结构。 (HE×400)

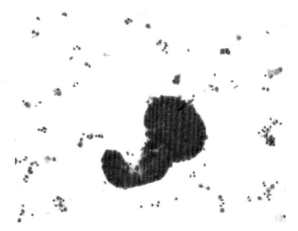

图 5-6 导管内乳头状瘤：背景中可见散在的组织细胞和炎症细胞，可与紧密排列的乳头状瘤细胞团相对照。(HE×400)

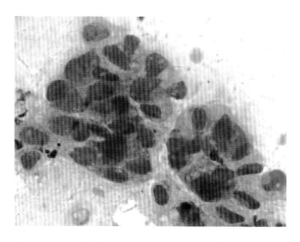

图 5-7 浸润性导管癌：明显异形的癌细胞团，黏着度变差，可见核仁。 　　　　　　　　　　（HE×400）

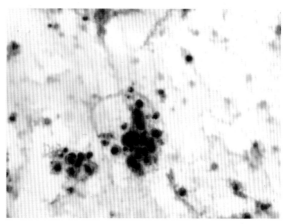

图 5-8 浸润性导管癌：成团的异形癌细胞及周围散落的单个癌细胞。 　　　　　　　　　（HE×200）

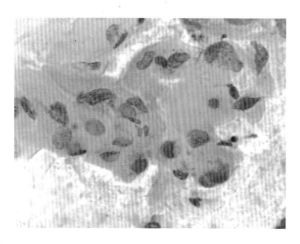

图 5-9 派杰氏病：有丰富胞浆的派杰氏细胞。 　　　　　　　　　　　　　　　　（HE×400）

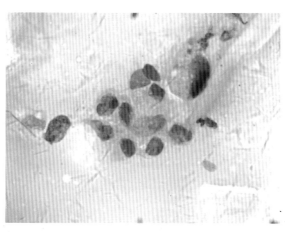

图 5-10 派杰氏病：单个派杰氏细胞与小团的癌细胞混合出现。 　　　　　　　　　　　　（HE×400）

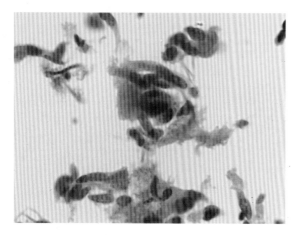

图 6-1 柱状上皮细胞：形态保存完好的纤毛柱状上皮细胞。 　　　　　　　　　　　　（HE×400）

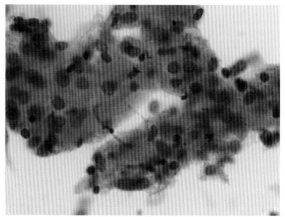

图 6-2 炎症反应性改变：在炎症刺激下分布杂乱的纤毛柱状上皮细胞，边界不清，核轻度增大，可见小核仁。 　　　　　　　　　　　　　　　（HE×400）

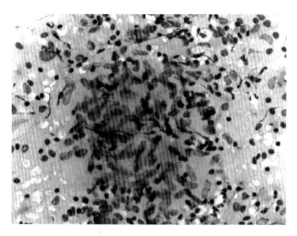

图 6-3 结核：散在的淋巴细胞为主的炎症细胞背景中可见成片的类上皮样组织细胞，考虑肉芽肿性病变。

(HE × 400)

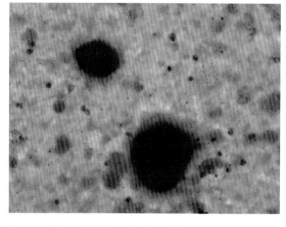

图 6-4 肺泡蛋白沉积：无结构粉状物，PAS 着色阳性。

(HE × 200)

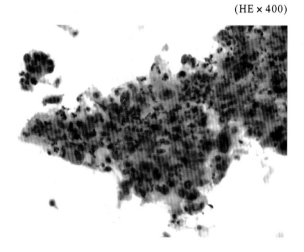

图 6-5 分化性鳞癌：炎性坏死背景中散在出现异型分化的鳞状细胞癌细胞，核固缩状，极不规则。　(HE × 400)

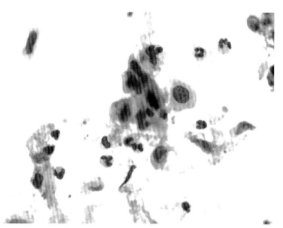

图 6-6 分化性鳞癌：散在的纤维样、蝌蚪样分化性鳞癌细胞。

(HE × 400)

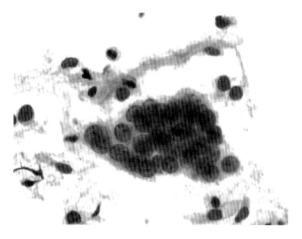

图 6-7 腺癌：成团的密集排列腺癌细胞，三维立体结构明显，核偏位。　(HE × 400)

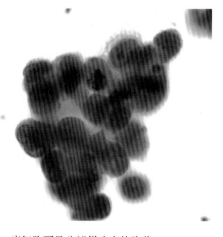

图 6-8 腺癌：癌细胞可见分泌样改变的胞浆。

(HE × 400)

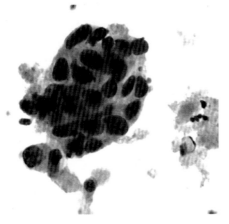

图 6-9 低分化非小细胞癌：类型难定。　　（HE×400）

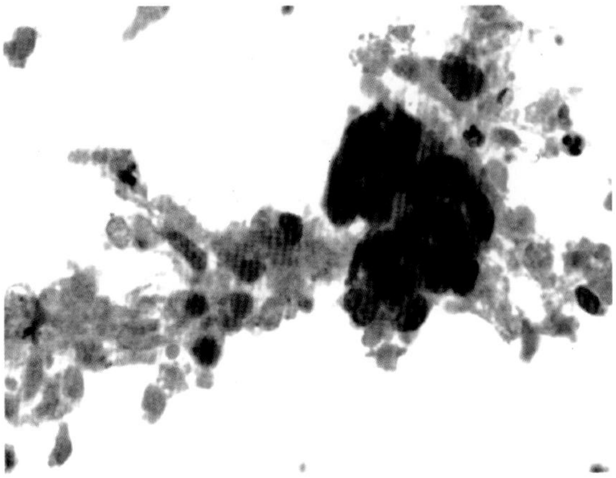

图 6-10 低分化非小细胞癌，类型难定。　　（HE×400）

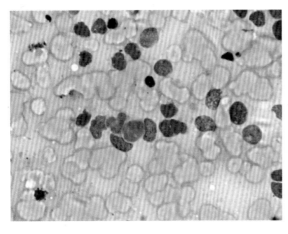

图 6-11 小细胞癌：条索状镶嵌状排列的癌细胞，胞浆少，裸核样，粗细颗粒相间的染色质，核仁少见。
（HE×400）

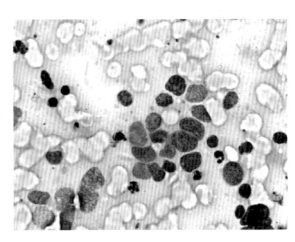

图 6-12 小细胞癌：所谓的＂盐加胡椒粉＂样染色质颗粒。
（HE×400）

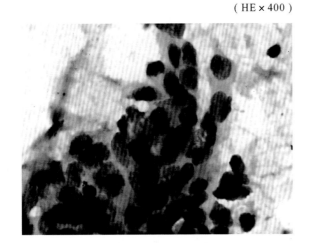

图 6-13 尿路上皮癌（转移性）：显著异形的差分化癌细胞。患者有膀胱高级别尿路上皮癌病史。　（HE×400）

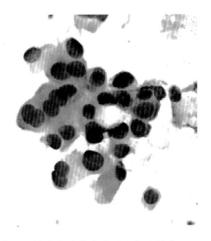

图 6-14 乳头状癌：甲状腺乳头状癌术后一年肺转移。
（HE×400）

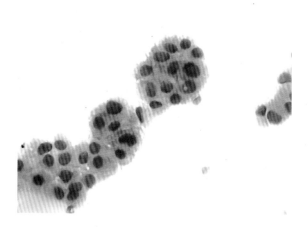

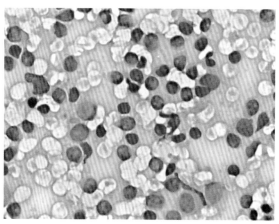

图 6-15 肺泡细胞癌：呈腺团样排列的分化良好的腺癌细胞。 （HE×400）

图 6-16 恶性淋巴瘤：大量出现均匀一致的弥漫幼稚淋巴样细胞。 （HE×400）

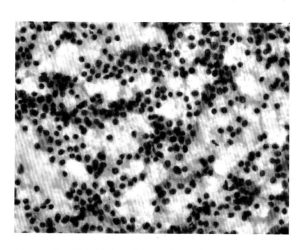

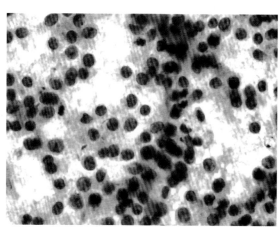

图 7-1 淋巴结慢性炎：大量成熟的小淋巴细胞及散在分布的各个转化阶段的淋巴细胞，可见组织细胞吞噬反应。 （HE×200）

图 7-2 淋巴结慢性炎：同前例。 （HE×400）

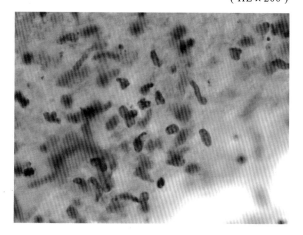

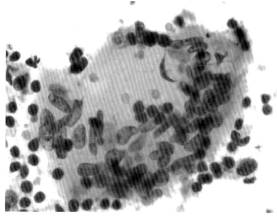

图 7-3 淋巴结结核：干酪样坏死背景中出现的散在类上皮样组织细胞。 （HE×400）

图 7-4 淋巴结结核：朗罕氏巨细胞。 （HE×400）

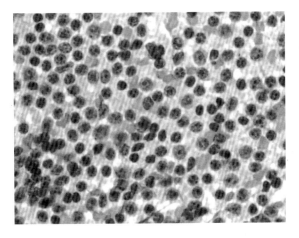

图 7-5 恶性淋巴瘤：单一、幼稚弥漫分布的淋巴细胞。
（HE×400）

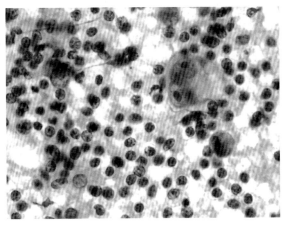

图 7-6 霍奇金氏病：散在成熟小淋巴细胞间可见典型的双核型"镜影"细胞。
（HE×400）

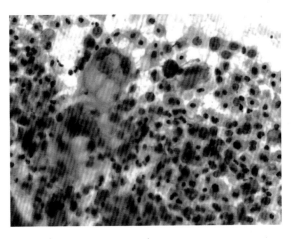

图 7-7 淋巴结转移性腺癌：成熟淋巴细胞及坏死组织中出现小团的黏液腺癌细胞。
（HE×400）

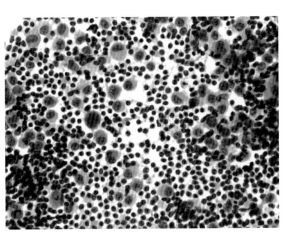

图 7-8 淋巴结转移性恶性黑色素瘤：恶性肿瘤细胞的胞浆内可见黑色素颗粒。
（HE×400）

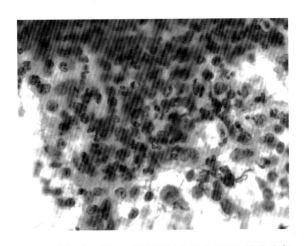

图 7-9 猫抓病：淋巴细胞间可见大量散在或团簇状分布的粒细胞（微脓肿样改变）。
（HE×600）

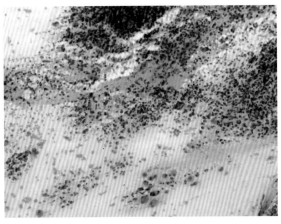

图 7-10 Rosai-Dorfman 病：可见大量具有丰富胞浆的组织细胞，体积大，散在或成片分布。
（HE×200）

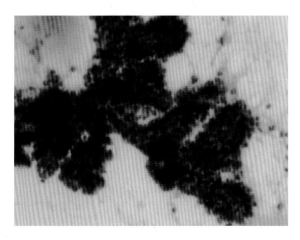

图 7-11 良性导管上皮细胞：成片密集排列，细胞黏着佳，可见导管样结构。 （HE×200）

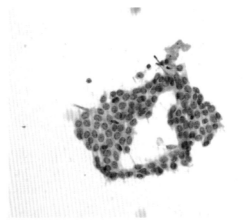

图 7-12 良性导管上皮细胞。 （HE×200）

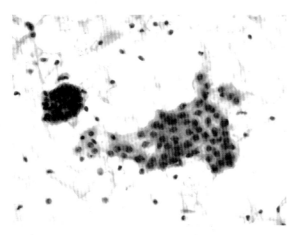

图 7-13 良性增生性病变：小团导管上皮细胞及片状排列的大汗腺化生细胞，考虑为增生症。 （HE×200）

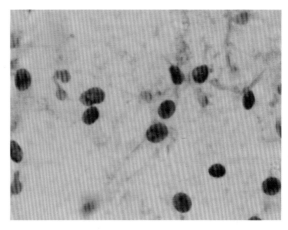

图 7-14 双极裸核细胞：良性病变中常不等数量出现，而恶性病变中缺乏。 （HE×400）

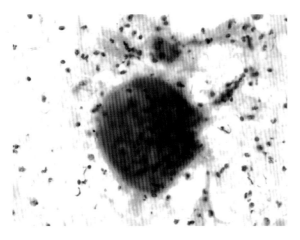

图 7-15 导管周围炎：可见一个异物型多核巨细胞，背景中炎症细胞丰富，有时以浆细胞为主。 （HE×200）

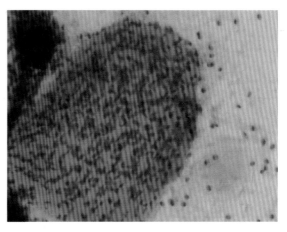

图 7-16 纤维腺瘤：示成团的杂乱分布的纤维间质。 （HE×200）

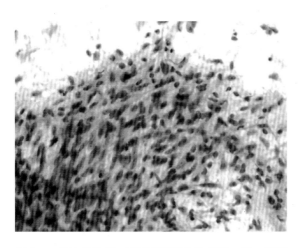

图 7-17 分叶状肿瘤：可见显著增生的纤维，伴一定程度的异形。 (HE×400)

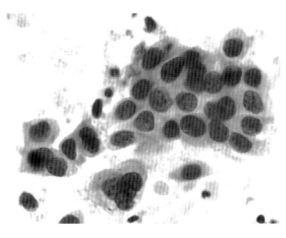

图 7-18 浸润性导管癌：显著异形的癌细胞片状分布，黏着度差，核仁明显，背景中可见坏死，缺乏双极裸核细胞。 (HE×400)

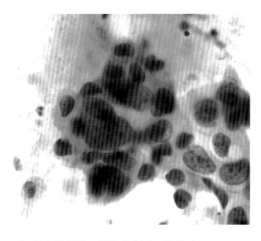

图 7-19 浸润性导管癌：显著大小不一致的核。 (HE×400)

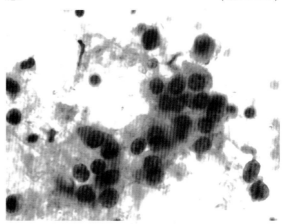

图 7-20 浸润性导管癌：可见坏死和显著的核仁。 (HE×400)

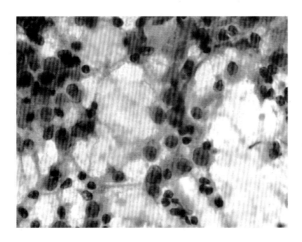

图 7-21 髓样癌：在癌细胞之间可见较多数量的淋巴细胞。 (HE×400)

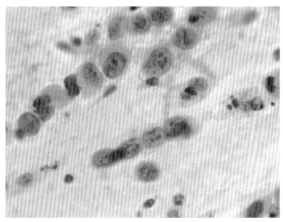

图 7-22 浸润性小叶癌：可见条索状"印第安列兵样"排列的癌细胞。 (HE×400)

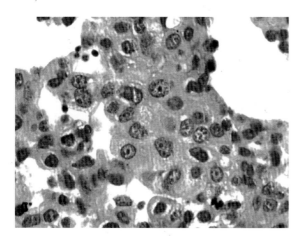

图 7-23 浸润性导管癌（细胞蜡块切片）。 （HE×400）

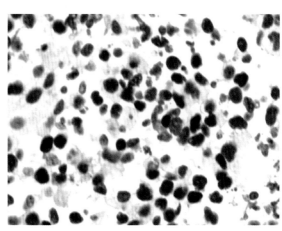

图 7-24 浸润性导管癌：细胞蜡块切片免疫组化染色ER
阳性。 （HE×400）

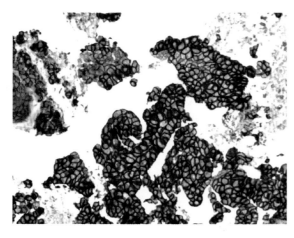

图 7-25 浸润性导管癌：细胞蜡块切片免疫组化染色
C-erbB-2（+++）。 （HE×400）

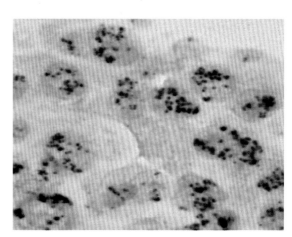

图 7-26 浸润性导管癌：细胞蜡块切片CISH示Her-2
基因扩增。 （HE×400）

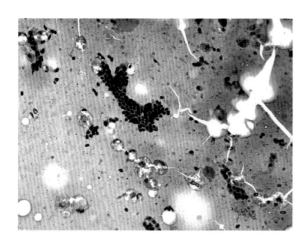

图 7-27 结节性甲状腺肿：大量胶质及成片滤泡上皮细
胞。 （HE×200）

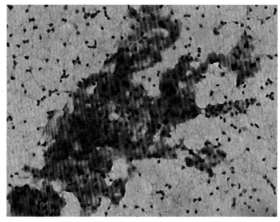

图 7-28 桥本病：大量淋巴细胞间出现显著嗜酸性变的
滤泡上皮细胞。 （HE×200）

23

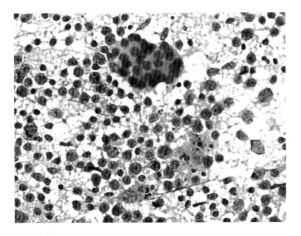

图 7-29 桥本病：各个转化阶段的淋巴细胞及组织细胞吞噬反应，易误认为淋巴结穿刺。（HE×400）

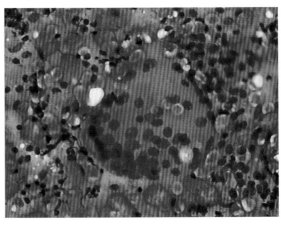

图 7-30 亚急性甲状腺炎：异物巨细胞大量出现。（HE×400）

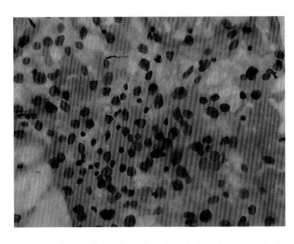

图 7-31 毒性甲状腺肿：显示有一定程度异形的滤泡上皮细胞，呈"核大浆宽"样改变。（HE×400）

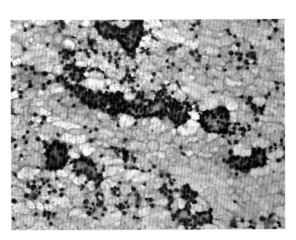

图 7-32 滤泡性肿瘤：成片出现的滤泡上皮细胞，可见"微滤泡"改变，细胞丰富。（HE×200）

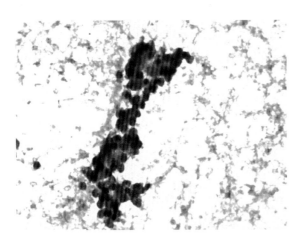

图 7-33 滤泡性肿瘤：滤泡样分布的轻度异型滤泡上皮细胞，不能确定其良恶性。（HE×400）

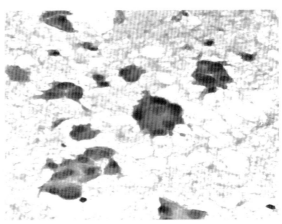

图 7-34 嗜酸性细胞肿瘤：具有丰富嗜酸性胞浆的滤泡上皮细胞团。（HE×400）

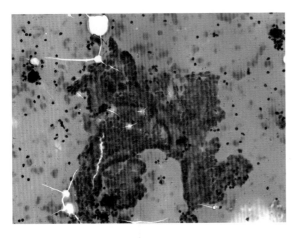

图 7-35 乳头状癌：大片乳头状排列的滤泡上皮细胞，
毛玻璃样的核改变明显。 （HE×200）

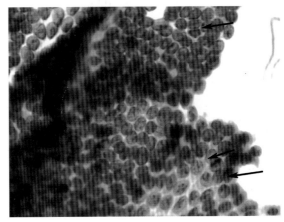

图 7-36 乳头状癌：可见核沟。 （HE×400）

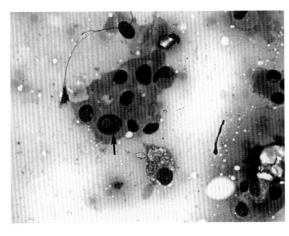

图 7-37 乳头状癌：核内包涵体。 （HE×400）

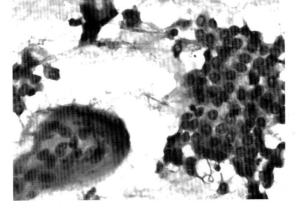

图 7-38 乳头状癌：常见多核巨细胞。 （HE×400）

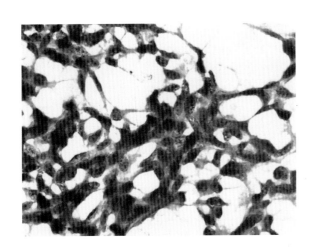

图 7-39 髓样癌：梭形肉瘤样改变的肿瘤细胞。
（HE×200）

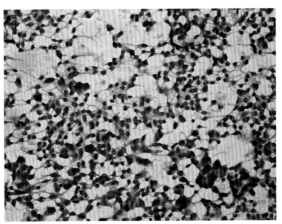

图 7-40 髓样癌：同上例。 （HE×200）

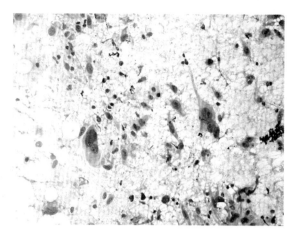

图 7-41 未分化癌：显著畸形的肉瘤样胞核。(HE×400)

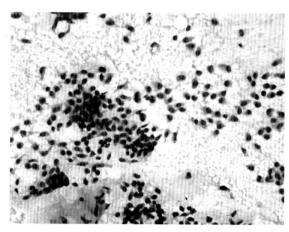

图 7-42 多形性腺瘤：成团黏液性背景中出现散在或簇状分布的浆细胞样肌上皮细胞。 （HE×400）

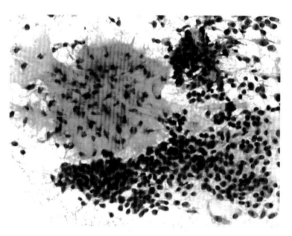

图 7-43 多形性腺瘤：肌上皮加黏液团构成经典的多形性腺瘤镜下特征。 （HE×200）

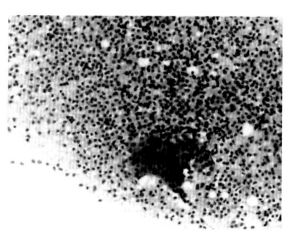

图 7-44 腺淋巴瘤：弥漫的成熟淋巴细胞间出现成片平铺的嗜酸性上皮细胞，上皮成分无异形。 （HE×200）

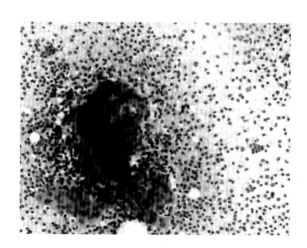

图 7-45 腺淋巴瘤：同上例。 （HE×200）

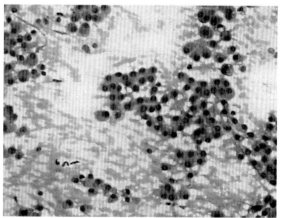

图 7-46 腺泡细胞癌：成片的异型腺泡上皮细胞，浆丰富，核轻–中度异型，可见核仁。 （HE×200）

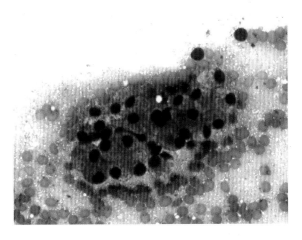

图 7-47 腺泡细胞癌：丰富的嗜酸性胞浆，胞浆易缺失而出现裸核。 （HE×400）

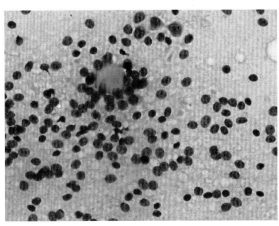

图 7-48 腺样囊性癌：围绕黏液球的肿瘤细胞团。 （HE×200）

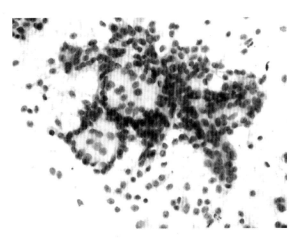

图 7-49 腺样囊性癌：筛孔状排列的肿瘤细胞团。 （HE×200）

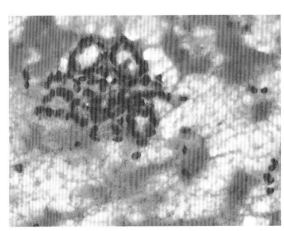

图 7-50 上皮肌上皮癌。 （HE×200）

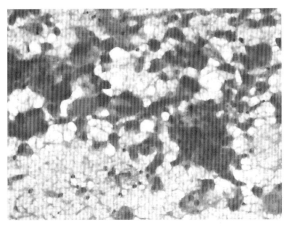

图 7-51 嗜酸细胞癌。 （HE×200）

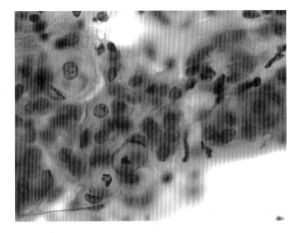

图 7-52 黏液表皮样癌。 （HE×400）

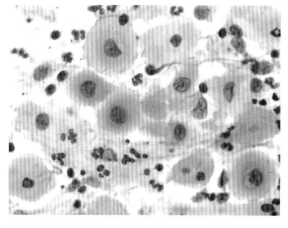

图 7-53 黏液表皮样癌。 　　　　　　　（HE×400）

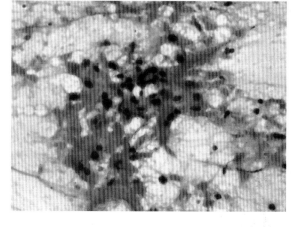

图 7-54 分化性鳞状细胞癌。 　　　　　（HE×200）

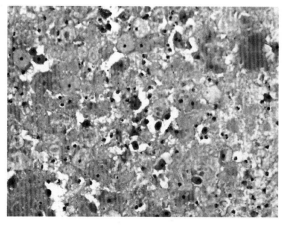

图 7-55 鳃裂囊肿。 　　　　　　　　　（HE×200）

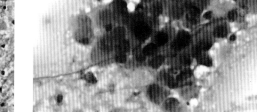

图 7-56 恶性黑色素瘤。 　　　　　　　（HE×400）

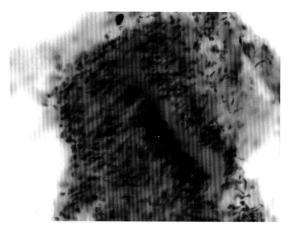

图 7-57 神经鞘瘤。 　　　　　　　　　（HE×200）

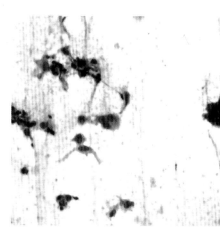

图 7-58 腱鞘巨细胞瘤。 　　　　　　　（HE×200）

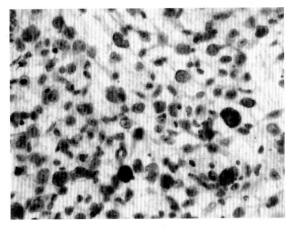

图 7-59 恶性黑色素瘤。 （HE×400）

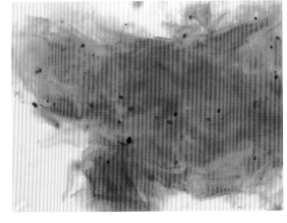

图 7-60 表皮样囊肿。 （HE×200）

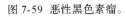

图 7-61 脊索瘤。 （HE×400）

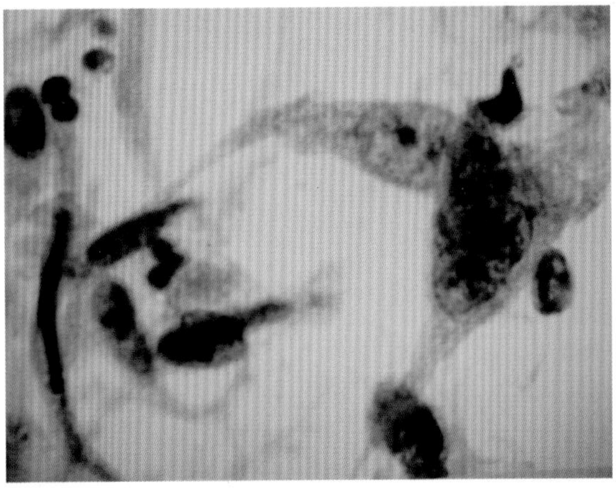

图 7-62 纤维肉瘤。 （Pap×400）

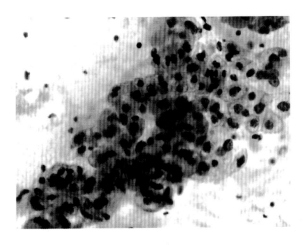

图 7-63 横纹肌肉瘤。 （HE×400）

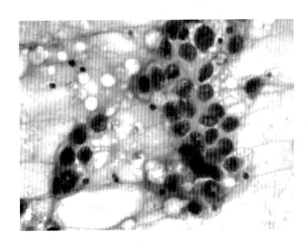

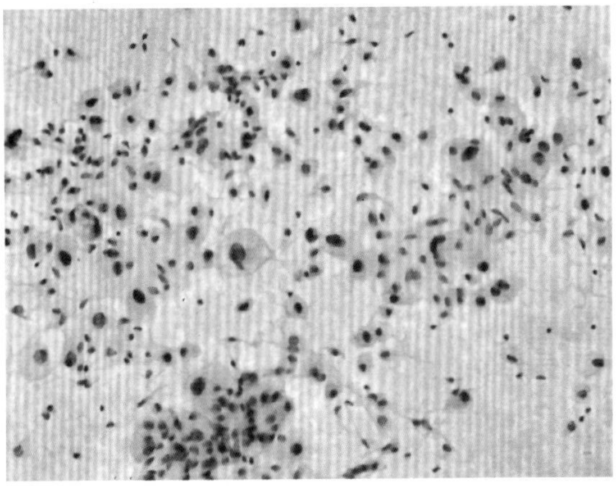

图 7-64 黏液型软骨肉瘤。 （HE×200）

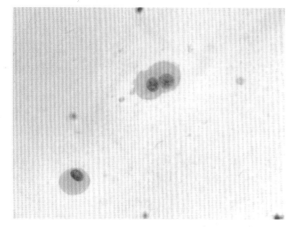

图 7-65 腱鞘囊肿。　　　　　　　　　(HE×200)

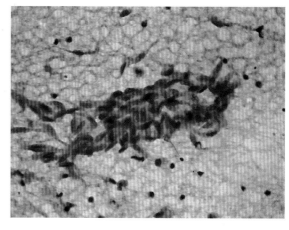

图 7-66 结节性筋膜炎。　　　　　　　(HE×200)

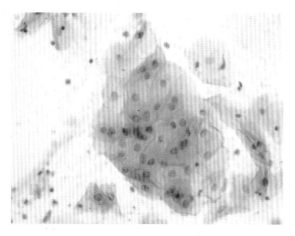

图 8-1 中表层鳞状上皮细胞。　　　　　(HE×400)

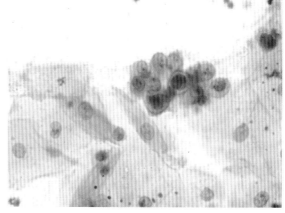

图 8-2 贲门腺上皮细胞。　　　　　　　(HE×400)

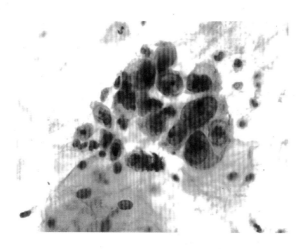

图 8-3 中分化鳞状细胞癌。　　　　　　(HE×400)

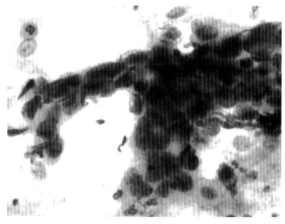

图 8-4 低分化鳞状细胞癌。　　　　　　(HE×400)

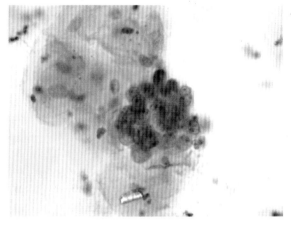

图 8-5 中分化腺癌。 (HE×400)

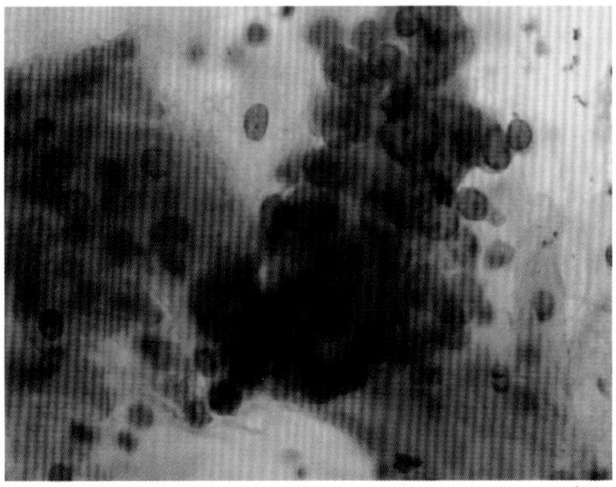

图 8-6 低分化腺癌。 (HE×400)

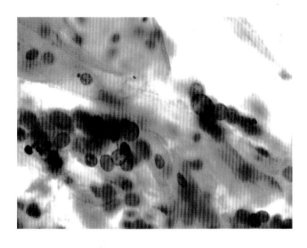

图 8-7 未分化癌。 (HE×400)

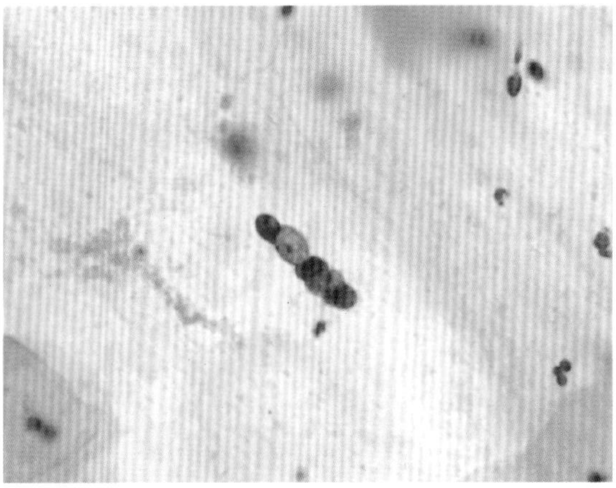

图 8-8 小细胞神经内分泌癌。 (HE×400)